Höfler

Die besten Übungen für den Atlas-Wirbel

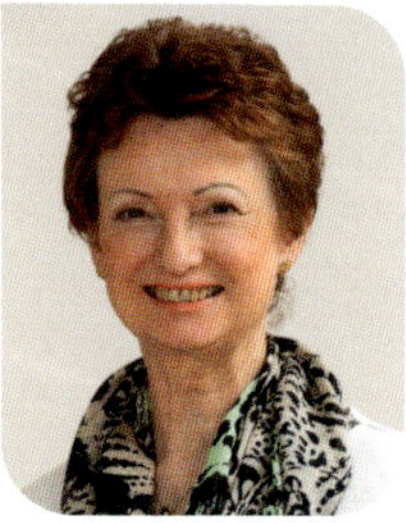

Heike Höfler ist staatl. geprüfte Sport- und Gymnastiklehrerin mit jahrzehntelanger Berufserfahrung, zum einen in Kliniken, zum anderen seit 2002 als selbständig arbeitende Kursleiterin, u. a. für Bildungswerke, Krankenkassen und Betriebe. Ihre ganzheitlichen Kurse rund um die Themen Kiefer, Nacken, Gesicht, Atem und Entspannung erfreuen sich großer Beliebtheit. Darin wird der Atlas immer wieder zum »Problemwirbel«, wenn es um das Zusammenspiel zwischen Halswirbelsäule, Kiefer, Kopf und Nacken geht. Bekannt wurde Heike Höfler durch TV- und Radiosendungen. Bei TRIAS sind ihre Bücher »Fitness-Training fürs Gesicht«, »Atementspannung«, »Entspannungstraining für Kiefer, Nacken, Schultern«, »Feldenkrais«, »Nacken & Schultern entspannen«, »Der kleine Coach für Kiefer & Nacken« sowie einige CDs wie »Kiefer-Entspannung« oder »Abend-Entspannung« erschienen. Mehr erfahren Sie unter: www.heike-hoefler.de.

Heike Höfler

Die besten Übungen für den Atlas-Wirbel

Kleiner Wirbel – große Wirkung. Nacken- und Kopfschmerzen lösen, Schwindel und Tinnitus lindern

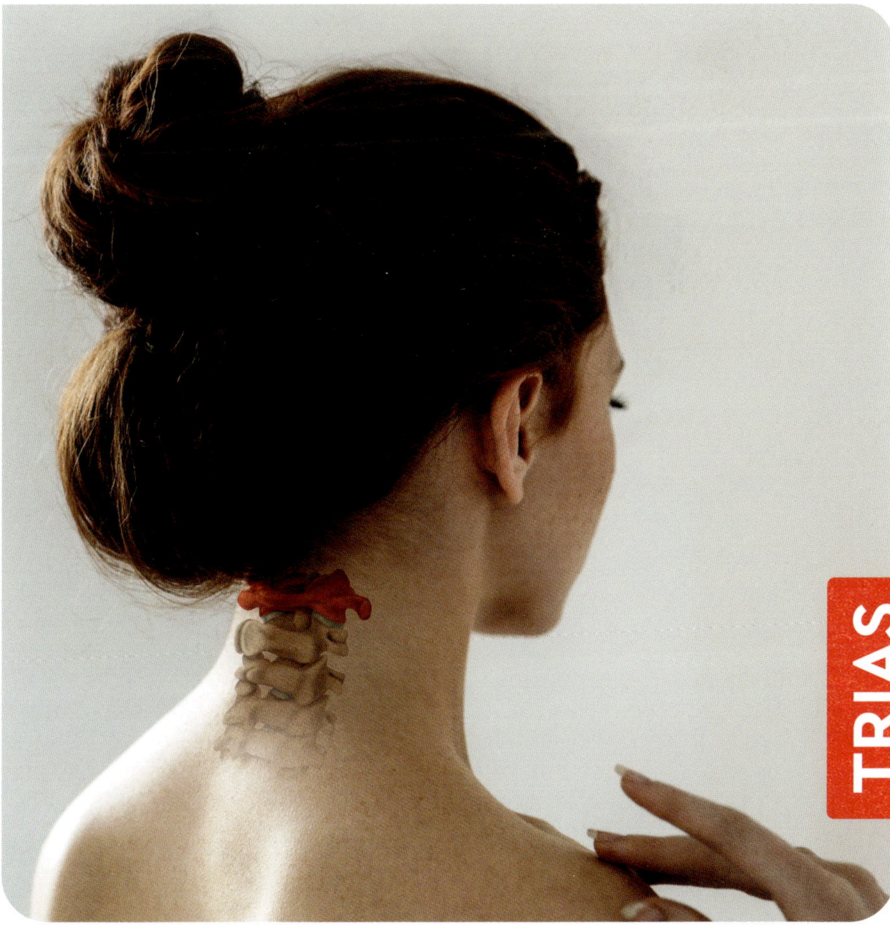

TRIAS

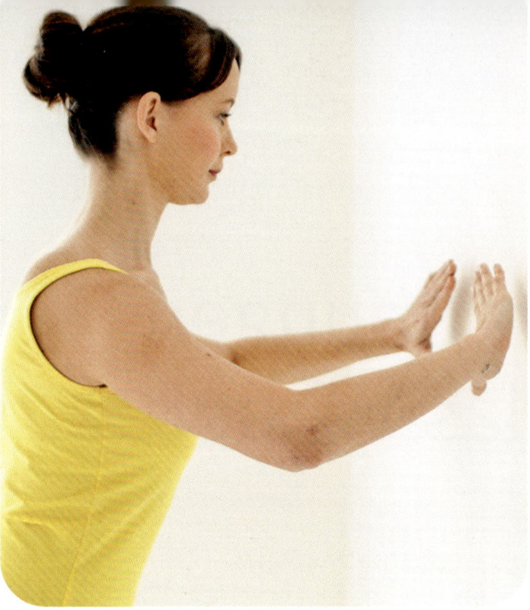

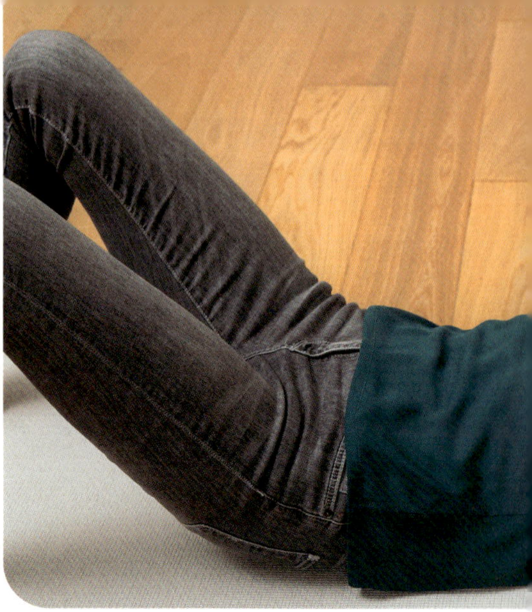

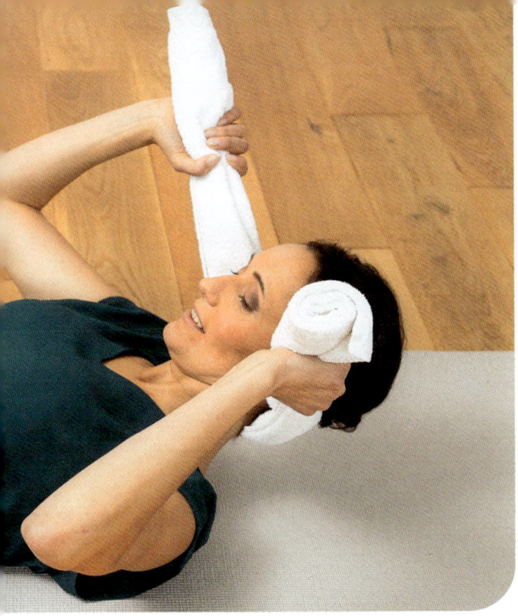

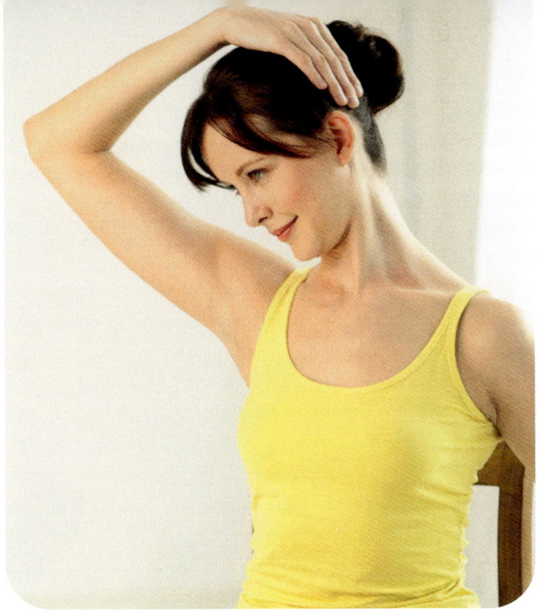

» Übungsprogramme

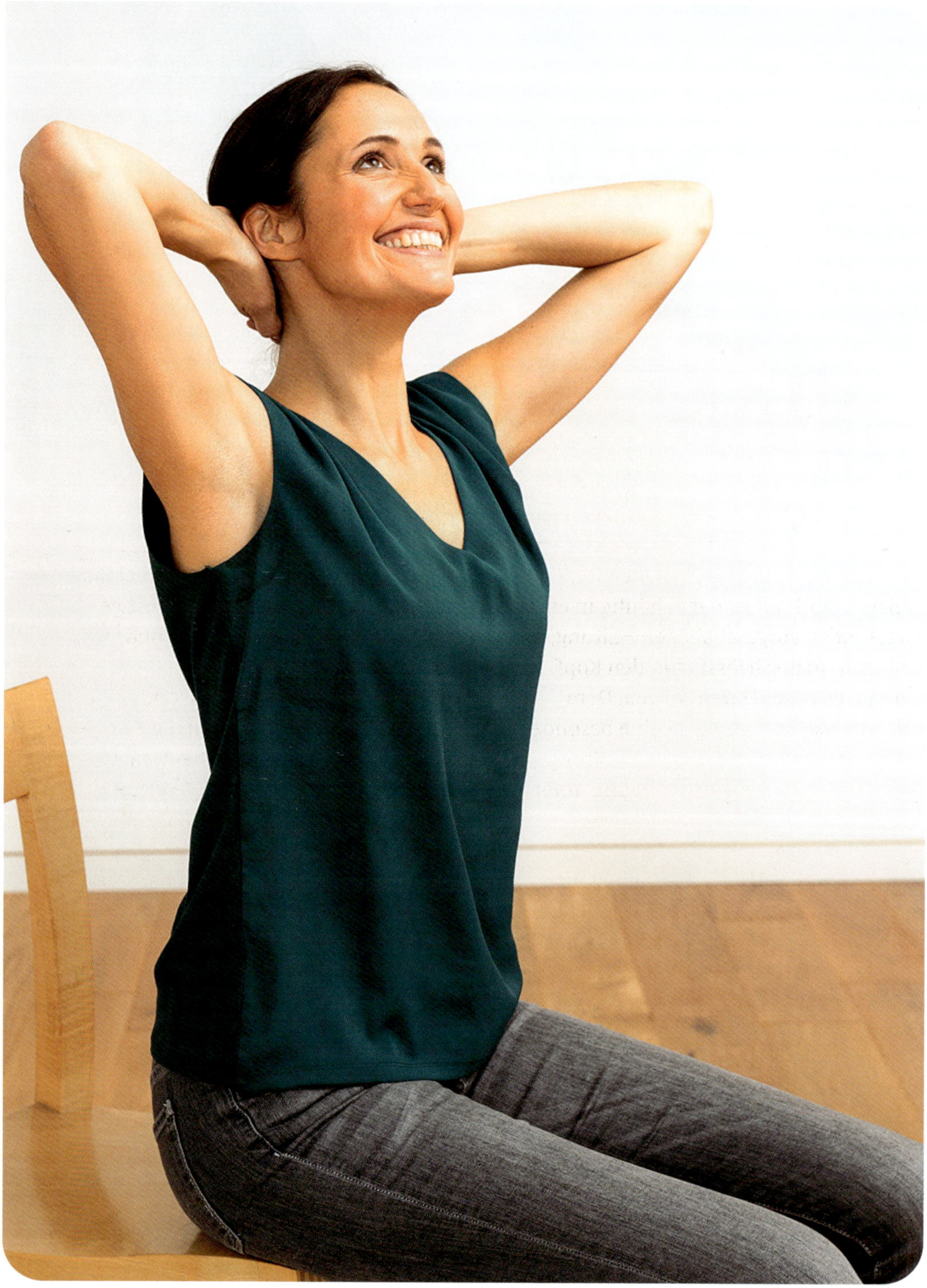

Liebe Leserin, lieber Leser,

Smartphone, Laptop, Tablet oder Computer – im digitalen Zeitalter sitzen viele Menschen oft stundenlang an solchen Geräten, meist im Job, aber auch in der Freizeit. Der Kopf ist dabei häufig in einer ungesunden vorgeschobenen Haltung, denn automatisch lässt man den Kopf den Augen (oder Ohren) folgen. Dem Atlas-Wirbel kommt dabei eine besondere Bedeutung zu. Durch starre Haltungen und Fehlhaltungen gerät er häufig unter Druck.

Die Übungen in diesem Buch entstammen alle der Praxis. In den letzten Jahren fiel mir in meiner Kurstätigkeit auf, dass in meine »Atlas-, Kiefer-Nacken-Kurse« immer mehr junge Leute kamen. Das war ein Unterschied zu beispielsweise meinen »normalen« Rückenkursen. Natürlich versucht man zu analysieren, an was das liegt. Die Antwort liegt auf der Hand: Wir leben in einem »digitalen Zeitalter«, in dem die Kinder nicht nur für lange Zeit am Schreibpult sitzen, sondern am Computer, Laptop und in der Freizeit am Smartphone. Im Erwachsenenalter wird dies fortgesetzt. Hinzu kommen Zeitdruck, Leistungsdruck und allgemeine Bewegungsarmut. Die Haltung leidet und ganz besonders die obere Halswirbelsäule mit dem Atlas gerät in eine ungünstige Haltung, die mit Schmerzen verbunden ist.

Mir fiel auf, wie gut den Teilnehmern die Übungen taten, die ich nun in diesem Ratgeber aufgeschrieben habe. Mein Rat an alle: Beschäftigen Sie sich frühzeitig mit Ihrer Haltung und dem Atlas mitsamt dem Nackenbereich. Denn jeder, der mit Handy und Computer zu tun hat, wird früher oder später in eine Haltung »rutschen«, die den Atlas blockiert und die zugehörigen Muskeln und Faszien in einen Notstand geraten lässt.

Eine ungünstige Kopfhaltung, die immer und immer wieder eingenommen wird, lässt den Atlas in eine falsche Position rutschen und das Gewebe um ihn herum verhärtet und verklebt sich. Dadurch verschlechtern sich die wichtige Durchblutung und der Sauerstofftransport ins Gehirn.

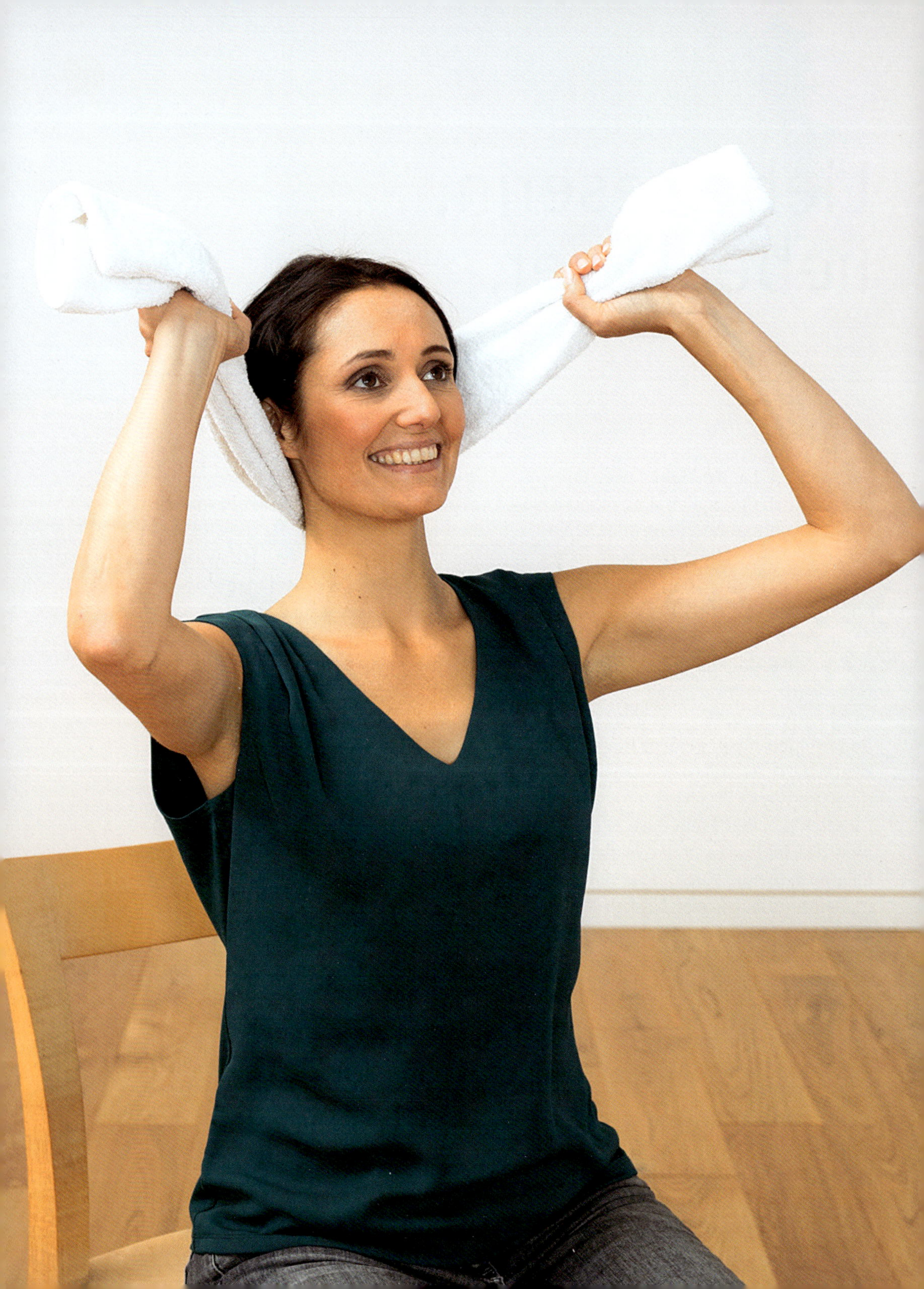

Der Atlas – eine Schlüsselstelle

Der Atlas ist der oberste Wirbel der Wirbelsäule und ist als Bindeglied zwischen Kopf und dem übrigen Körper einer der wichtigsten Knochen in unserem Körper.

Der Atlas – kleiner Wirbel, bedeutende Rolle

Der oberste Halswirbel ist das zentrale Element der beiden Kopfgelenke, die die Beweglichkeit des Kopfes ermöglichen. Dank ihnen kann der Kopf gedreht und geneigt werden.

Der Atlas ist das Bindeglied zwischen Kopf und übrigem Körper. Dieser kleine Wirbel fungiert als Taktgeber bzw. Wasserwaage unserer Wirbelsäule und seine Stellung beeinflusst viele körperlichen Zustände. Er spielt auch eine wichtige Rolle bezüglich unseres Gesamtwohlbefindens. Hätten Sie gedacht, dass dieser kleine Knochen auch die Ursache vieler Beschwerden sein kann? Wer denkt schon daran, dass ein leicht verschobener oder durch harte Muskeln »eingezwängter« Atlaswirbel Beschwerden wie Kopfschmerzen, Sehstörungen, Tinnitus, Schwindel, Gleichgewichtsstörungen und sogar Beschwerden des Magen-Darm-Trakts oder Herzrhythmusstörungen auslösen kann? Denn in der Region um den Atlas sitzen eine besonders hohe Anzahl von Nerven, Rezeptoren und Nervenkernen. Hier findet man viele Sensoren, die mit den Hirnnerven und anderen Nerven vernetzt sind und wichtige Informationen über Sehen, Hören und Bewegung vermitteln. Anspannungen führen zu Nervenreizungen; ein freier Atlas und wohlgespannte Muskeln zu freien Informationsübertragungen.

Haben Sie sich schon einmal Gedanken über den Atlaswirbel gemacht? Viele Menschen schleppen sich zwar mit Nacken-, Genick- oder Kieferproblemen herum, wissen aber meistens nichts über diesen besonderen Wirbel, dessen Stellung für den menschlichen Körper eine Schlüsselrolle für die gesamte Haltung spielt. Denn als oberster Wirbel der Halswirbelsäule gibt er an, wie sich die weiteren Wirbel bis zum Steißbein halten. Wird er z. B. durch verkürzte Nackenmuskeln in einer Fehlstellung gehalten, wird diese Fehlstellung in einer Kettenreaktion an die nächsten Wirbel und Muskeln weitergegeben. Da unser Körper stets nach Balance strebt, wird ein schiefer Atlaswirbel durch einen Wirbel ausgeglichen, der sich dafür ebenfalls in Schräglage begeben muss. Und immer so weiter. Ist das oberste Kopfgelenk verschoben oder blockiert, wirkt sich dies bis zum Becken und zum Iliosakralgelenk (ISG) aus. Aber auch die Kiefergelenke reagieren auf die Stellung des Atlaswirbels und umgekehrt gilt dasselbe. Man spricht deshalb auch vom »Atlas-Kiefer-Syndrom«.

Merke

Ein fein ausbalancierter Atlaswirbel gibt die Balance an das gesamte Skelett weiter. Man kann ihn als eine Art Wasserwaage für unsere Körperstatik ansehen. An ihm hängt und orientiert sich die gesamte Wirbelsäule.

Becken, Schulter, Nacken, Atlas – eine Einheit

Unsere Wirbelsäule ist ein architektonisches Wunderwerk, das unserem Körper Stabilität und gleichzeitig Beweglichkeit verleiht. Sie trägt die Last von Kopf, Rumpf und Armen und bildet die »knöcherne Mitte« des Körpers. Ihre geschwungene doppelte S-Form ist etwas Besonderes. Dadurch kann sie Belastungen und Erschütterungen im Zweibeinstand gut abfedern und gleichmäßig auf den gesamten Körper verteilen.

Die Wirbelsäule erstreckt sich vom Hinterkopf bis zum Steißbein und verbindet den Schädelknochen mit dem Steißbein bzw. die obersten Wirbelsäulengelenke (Atlasgelenke) mit den untersten Wirbelsäulengelenken, dem Iliosakralgelenk. Letzteres verbindet das Kreuzbein mit dem Becken. Das Becken ist die Basis für die darauf aufbauende Wirbelsäule, vergleichbar mit dem Fundament eines Hauses. Somit hat die Beckenstellung auch Bedeutung für die Halswirbelsäule und die Atlasgelenke. Umgekehrt gilt aber auch, dass die Position der Atlasgelenke sich auf das Iliosakralgelenk und die Beckenstellung auswirkt.

Die Wirbelsäule ist keine starre Säule, sondern eine bewegliche Gliederkette, bei der alle Wirbel, vom 1. Halswirbel bis zum letzten Lendenwirbel, durch Gelenke miteinander verbunden sind. Ein ausgeklügeltes System aus Wirbeln, Gelenken, Bandscheiben und Muskeln verbindet den Schädel mit dem Becken und die Atlasgelenke mit dem ISG (Kreuz-Darmbein-Gelenke).

Bedeutende Lage im Genick

Als oberster Halswirbel sitzt der Atlas direkt unter dem Kopf. Über ihm sind wichtige Hirnbereiche angesiedelt, die wichtige Funktionen wie Atemfrequenz und Herzschlag steuern. Er bildet den Eingang für das Rückenmark in den Wirbelkanal und seine Umgebung ist dicht mit Nerven ausgestattet. Die Rezeptoren haben zudem Verbindung zum Gleichgewichtsorgan im Innenohr. Beschwerden im Atlasbereich können sich deshalb auch in Schwindel, Gleichgewichtsproblemen, Sehstörungen, aber auch Kopfschmerzen äußern. Direkt über dem Atlas beginnt das Gehirn mit dem Hirnstamm.

Im Volksmund wird der obere Halswirbelbereich, also die Verbindung zum Hinterkopf, auch als Genick bezeichnet. Das Genick beginnt am Kopf und endet am Axis. Dazwischen liegen die beiden oberen und unteren Kopfgelenke.

Der oberste Halswirbel verbindet Kopf und Wirbelsäule. Obenauf trägt er ein Leben lang den eher schweren Kopf, den er meist gegen die Schwerkraft ausbalancieren muss. Und genau das machen wir ihm im bewegungsarmen Zeitalter der Sitzberufe bzw. im »digitalen Zeitalter« oft ungemein schwer. Sitzt der schwere Schädel nicht gerade und lotgerecht auf der Wirbelsäule, führt dies zu Verspannungen und Schmerzen der dazugehörenden Muskeln und zu Fehlhaltungen

Lage des Gelenkköpfchens und bilaminäre Zone

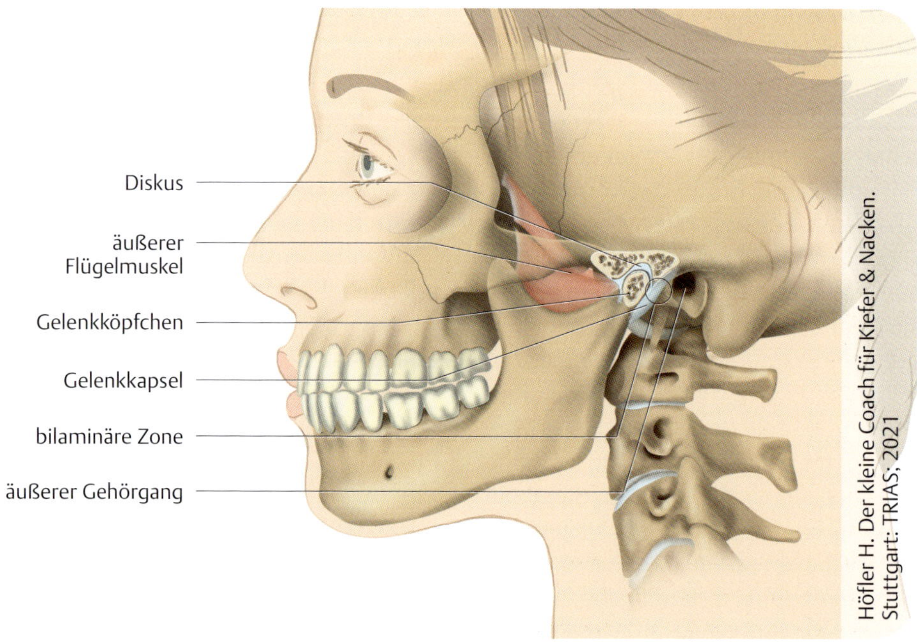

wie Wirbelsäulenverkrümmungen, Schulter- und Beckenschiefstände.

Schmerzen im Atlasbereich durch Fehlhaltungen

Mehr denn je klagen Menschen in jedem Alter über Schmerzen in der oberen Körperregion. Viele fragen sich, woher die Schmerzen kommen. Am häufigsten entstehen sie durch verspannte Muskeln und Faszien im Nacken- und Genickbereich. Diese entstehen wiederum durch Fehlhaltungen, an die wir uns über Jahre hinweg gewöhnt haben. Dauersitzen in Verbindung mit vorgebeugtem und nach vorne geschobenem Kopf ist eine Hauptursache hierfür. Aber auch Stress und innere Anspannung bewirken Muskelverhärtungen in diesen Bereichen.

Verspannungen als Ursache

Der Alltag sieht oftmals so aus: Nackenverspannungen und sogar Blockaden in den obersten Kopfgelenken sind leider zur Massenkultur geworden. Denn unsere Berufe und viele Freizeitbeschäftigungen finden oft in nackenunfreundlichen Haltungen statt, vorneweg der überhäufige Blick auf ein Handydisplay oder einen Monitor. Schultern und Nacken schmerzen, der Kopf dreht sich nicht mehr leicht auf beide Seiten. Hier hilft nur eins: Bewegung, öfter mal auf eine lotgerechte Haltung achten und sanfte, aber effektive Übungen für den Nackenbereich und den einmaligen, »königlichen« Atlas. Denn auf ihm soll der Kopf majestätisch thronen. Dann geht es ihm und dem Rest der Wirbelsäule gut.

Abreibungen als Ursache

Trotz ihrer tragenden Rolle erlauben uns die beiden obersten Halswirbel, Atlas und Axis, eine beeindruckende Beweglichkeit. Evolutionsgeschichtlich ist dies eine große Errungenschaft, denn sich rasch einen Überblick verschaffen zu können bringt einen großen Überlebensvorteil. Nach oben ist der Atlas über zwei kleine Gelenkflächen mit dem Schädel, nach unten mit dem zweiten Halswirbel, dem Axis, verbunden. Die Mini-Gelenkflächen sind gerade mal 1,5–2 Zentimeter groß. Diese Gelenkflächen zwischen Atlas und Schädel und Atlas und Axis können durch andauernde schiefe Kopfhaltungen einseitig abgenutzt und belastet werden. Im digitalen Computer-, Handyzeitalter finden sich häufig die »Schildkrötenhaltung« bzw. der »Knicknacken«, bei dem der Kopf mit dem Kinn vorausgestreckt wird. Denn der Kopf wandert meistens in die Richtung, in die wir schauen. Und das sind allzuoft ein Monitor oder Display.

Fehlposition als Ursache

Die Gelenkknorren des Schädels (Kondylus) passen wie zwei runde kleine Bälle in die zwei Kerben (Gelenkflächen) des Atlas. Was den Atlas oft von diesem optimalen Sitz abhält, sind verkürzte, verspannte Muskeln infolge schlechter Haltungsgewohnheiten oder Stress. Denn auch in Stresssituationen zieht man oft die Schultern nach vorne, legt den Kopf in den Nacken und hält den Nacken steif. Mit Übungen aus diesem Buch können Sie die Muskeln wieder elastisch machen und für Weite in den Regionen sorgen.

Über Muskeln Schmerzen beseitigen

Muskeln sind das Zauberwort, um auf Schmerzgebiete im Nackenbereich einwirken und diese verbessern zu können. An Atlas und Axis setzen die tiefen kurzen Nackenmuskeln an. Diese sind besonders dicht mit Rezeptoren besiedelt. Man spricht hier vom Nackenrezeptorenfeld, das sich bis zu den Kiefergelenken erstreckt. Über dieses besteht eine Verbindung zum Gleichgewichts- und Sehorgan, zum Innenohr und zum Auge sowie zum Kiefergelenk. Fachleute haben herausgefunden, dass diese Nervenschaltstellen Kontakt zu 95 % der Nervenbahnen zwischen Körper und Gehirn haben. Das Lösen von Verspannungen und Verhärtungen in diesem Bereich hat weite Auswirkungen.

Außerdem verlaufen im Hinterhauptsbereich drei Nerven (Occipitalis major – großer Hinterhauptnerv, Occipitalis minor – kleiner Hinterhauptnerv und Occipitalis tertius – dritter Hinterhauptnerv). Diese Nerven können aufgrund einer erhöhten Muskelverspannung bedrängt und gereizt werden. Einer der am stärksten betroffenen Nerven ist der große Hinterhauptnerv, der die Haut des Hinterkopfes versorgt. Der gereizte Nerv kann Schmerzsignale an das Gehirn aussenden, die als Spannungskopfschmerz empfunden werden.

Die Nervenaustrittspunkte am Hinterhaupt sind meist sehr druckempfindlich. Wichtig ist es, diese Nervenaustrittspunkte zu entlasten. Dies können wir durch lösende Dehnungsübungen sowie bewusste Entspannung (siehe z. B. »Vagus-Atlas-Meditation«, S. 56) erreichen. Im Alltag ist eine aufrechte Kopfhaltung wertvoll, die diese Nerven im Genick nicht zusätzlich einengt.

Über die kurzen Muskeln am Atlas kann der Kopf fein ausbalanciert und alle anderen Muskeln unter ihnen sowie im Kieferbereich günstig beeinflusst werden. Dies nutzen wir bei den Übungen (freuen Sie sich darauf).

Gefühl der Leichtigkeit entstehen lassen

Empfinden Sie manchmal auch die Schwere des Kopfes und die Steifheit im Genick als unangenehm? Möglicherweise bereitet Ihnen auch die Kopfdrehung nach hinten Probleme, zumindest auf eine Seite. Fachleute weisen darauf hin, dass infolge des fehlenden Schulterblicks, der wegen eines schmerzenden, verhärteten Nackenbereichs nicht optimal ausgeführt wird, sogar mehr Unfälle passieren.

Schmerzen entstehen häufig aufgrund angespannter Muskeln. Über Muskeln werden Gelenke in ungünstige Positionen gezogen, aber durch das Lösen verspannter, verkürzter Muskeln und Faszien sowie durch das Kräftigen abgeschwächter Muskeln können wir ein Gelenk austarieren, lösen und von einem »Spannungsgriff« befreien. Das Lösen von Anspannungen im Nacken-Atlas-Bereich lässt ein befreites Gefühl der Leichtigkeit entstehen, das den gesamten Organismus und auch die Psyche beeinflusst. Dieses Gefühl der Leichtigkeit kann entstehen, wenn Sie lernen, mit dem Atlas gut umzugehen, Muskeln und Faszien zu lösen und auf sich im Alltag zu achten. Darum geht es in diesem Buch. Die Kopfhaltung hat nicht nur Auswirkungen auf den Körper, sondern auch auf die Psyche und das Selbstwertgefühl. Jeder wird wahrnehmen, wie befreiend sich eine ausbalancierte Kopfhaltung, bei der der Kopf schwebt oder thront, anfühlt – ganz im Gegensatz zu einer »duckmäuserischen«, den Kopf eingezogenen Kopfhaltung, bei der sich der Kopf schwer und wie eine Last anfühlt.

Die drei paarig angelegten Hinterhauptnerven Occipitalis major, minor und tertius treten am Hinterhaupt aus.

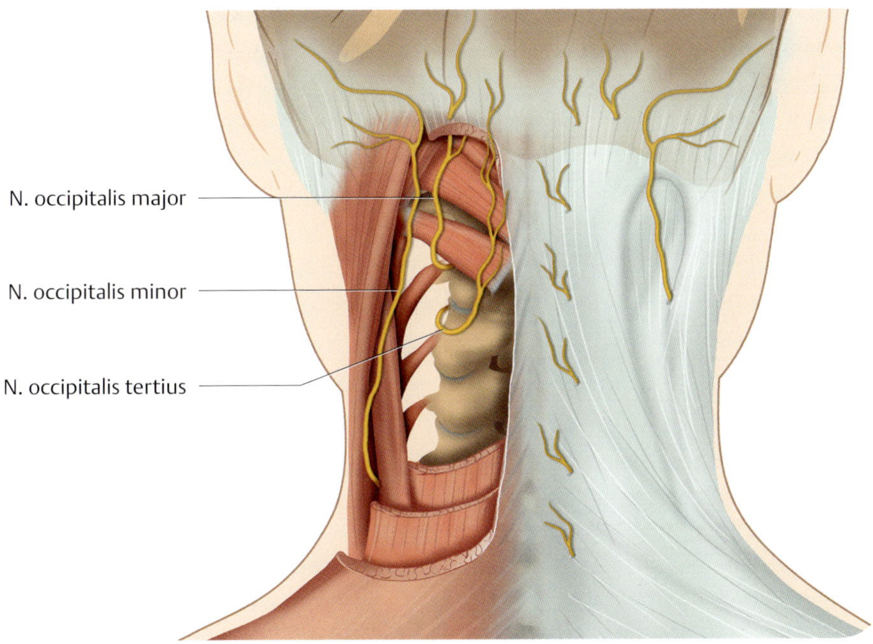

Digitales Zeitalter und das neue Volksleiden

Im heutigen Alltag gibt es immer weniger Situationen, die nicht auf den Nacken gehen: Arbeit am Computer, ständiger Blick aufs Smartphone, Videokonferenzen und vieles mehr strapazieren die gesamte Schulter-Nacken-Region.

Das Nacken- und Atlasleiden der Head-down-Generation

Analoge Geräte und Vorgänge verlieren immer mehr an Bedeutung. Das sogenannte digitale Zeitalter ist in vollem Gange. Um etwa 1990 wurde es eingeleitet, aber erst seit ca. 2010 findet man das mobile Internet bei vielen Menschen im Alltag wieder. Die zunehmende Digitalisierung verändert das Arbeitsleben, das Familienleben und die Freizeit. Die Digitalisierung eröffnet dem Menschen zwar neue Wege und Möglichkeiten, aber für den menschlichen Körper geht das alles mit belastenden Veränderungen einher. Der Mensch ist von Natur aus auf Bewegung programmiert. Jedes Gelenk, jeder Muskel lebt von der Bewegung. Aber genau die fehlt uns immer mehr, während Computer und Smartphone uns stetig mehr Arbeit abnehmen und auch für unsere berufliche und private Kommunikation sowie Unterhaltung sorgen. Nachdem viele Menschen zunächst an Computern, dann Laptops und Tablets saßen, nimmt heute der Gebrauch von Smartphones in hohem Maße zu. Gesundheitliche Schäden, die von Smartphones, Tablets, Laptops und Monitoren verursacht werden, werden immer häufiger diagnostiziert. Dazu gehören brennende Augen, der »Handy-Nacken«, der »WhatsApp-Daumen« oder der »Tennisellenbogen«.

Karl-Heinz Bartling schreibt in seinem Artikel »Das digitale Zeitalter«: »In Deutschland nutzten das Internet im Jahr 2013 bereits 98 % der 14- bis 24-Jährigen. Bereits 85 % der 12-Jährigen nutzen ein Smartphone.« Ärzte warnen mittlerweile vor dem neuen Volksleiden: dem sogenannten Handynacken.

Smartphone, Tablet und Co

Warum rede ich in einem Atlas-Nacken-Buch vom digitalen Zeitalter? Sie können es sich wahrscheinlich denken: Weil das viele Dauersitzen mit vorgebeugtem und vorgeschobenem Kopf den Nacken mitsamt der gesamten Halswirbelsäule stark belastet und die kleinen, sensiblen Kopfgelenke, sprich Atlasgelenke, in eine ungünstige und zwanghafte Fehlstellung bringen – und dies nicht über kurze Zeitphasen hinweg, sondern fast dauerhaft. Sowohl der nach unten gerichtete (Blick aufs Handy) als auch der in den Nacken gelegte Kopf (Blick auf Monitor) ist zu einem Symbol des digitalen Zeitalters geworden.

PC- und Handy-Nacken

Wer kennt dieses Modewort nicht? Der Handy-Nacken betrifft nicht nur die Jugendlichen, sondern alle Altersgruppen. Den »PC-Nacken« bzw. die durch einen PC entstandenen Probleme gibt es schon ein paar Jahrzehnte länger, den Handy-Nacken noch nicht ganz so lang. Aber von der Nackenüberlastung her sind sie sich die beiden sehr ähnlich.

Egal ob am Schreibtisch, Computer, Tablet oder Handy – wer stundenlang konzentriert am Schreibtisch oder an einem dieser Geräte arbeitet, spielt oder einfach »nur« darauf schaut, riskiert Nackenverspannungen, eine Abnutzung im obersten Atlasgelenk und eine Überlastung der Halswirbelsäule. Das Gleiche gilt für Menschen, die regelmäßig über viele Stunden hinweg über ihrer Arbeit gebeugt sitzen. Uhrmacher, Juweliere oder andere Feinmechaniker, aber auch Zahnärzte, Kosmetikerinnen, Friseurinnen oder Masseure kennen Nackenverspannungen durch die langanhaltende starre Haltung in der vorgebeugten Position. Natürlich zählen noch viel mehr Berufe dazu.

Das Problem besteht immer darin, dass über lange Zeit hinweg eine unnatürliche Haltung und starre Position eingenommen wird, in der Strukturen in diesem Bereich überlastet und eingeengt werden. Dies führt unter anderem zu einem unnatürlichen Druck auf Blutgefäße und auf Nerven. Denn im Bereich der Halswirbelsäule verlaufen lebenswichtige Blutgefäße und Nerven auf eher engem Raum. Durch die überspannten Muskeln wird auf sie Druck ausgeübt, ebenso auf Bandscheiben und den Atlas sowie die Halswirbelgelenke, deren freies Spiel dadurch gestört wird. Die Halswirbelgelenke werden steifer und verlieren an Beweglichkeit.

Handy-Nacken und Geierhals

Der Atlas gewinnt in dieser bewegungsarmen und »digitalen« Zeit, in der der Kopf mehr als häufig fast dauerhaft fehlgehalten wird, mehr und mehr an Bedeutung. Er ist der oberste und sehr bedeutende Wirbel, dessen Lage auf den gesamten Körper Auswirkungen hat. Doch das aufrechte Sitzen, Stehen und auch Gehen ist uns fast verloren gegangen.

Ob im Büro, in der Schule, im Bus oder in der Bahn, ob an Haltestellen oder auf Parkbank, überall ist es mit dabei: das kleine Mobiltelefon, das gleichzeitig Verbindung zu Freunden, Informationsquelle, Organizer, Zeitung und Spielzeug ist. Beim Blick darauf ist der Kopf stets gesenkt. Man spricht vom »gefährlichen Dauerblick nach unten«. Die Folge: Menschen mit Nacken- und Kieferproblemen werden immer jünger. Man spricht heute von der »Generation Kopf unten« oder auch »Head-down Generation«. In der Fachliteratur wird diese »Kopf-Vorhalte-Position« auch als »Head forward posture« bezeichnet.

Neben Sitz- und Computerberufen ist der gesenkte Blick auf das Smartphone heute »das Normale«. Egal ob man am konzentrierten Arbeiten, Surfen, Texten, E-Mails checken oder am Spielen ist, die Haltung vor dem Tablet oder Smartphone (das viele auch als Computer nutzen) ist immer gleich: Der Rücken ist eher rund, die Schultern fallen nach vorne, der Kopf wird vorgebeugt, nach vorne geschoben und im oberen Teil in den Nacken gelegt. Besonders ungünstig wirkt sich aus, dass der vorgebeugte Kopf im Nacken bzw. im Genick abgeknickt wird. Für diese Haltung gibt es ebenfalls einen Ausdruck: Geierhals oder Schildkrötenhaltung. Auf eine gerundete Brustwirbelsäule (Rundrücken) antwortet die Halswirbelsäule als Kompensation mit einer Hyperextension (starken Streckung; Hohlnacken), die durch das stetige Starren auf einen Bildschirm gefördert wird. Diese typische Handy-Haltung ist weit verbreitet, da fast jeder über den Tag verteilt sehr häufig auf das (kleine) Display des Smartphones schaut und verfolgt, was online passiert.

Verspannte Muskeln – blockierter Atlas

Die vorgebeugte Kopfhaltung, die fast immer mit einem Rundrücken verbunden ist, ist zur Massenkultur geworden. Außer den überlasteten Nackenmuskeln, die den schweren Kopf in dieser Position vor dem Nach-unten-Fallen bewahren müssen, sind auch die Halswirbel-, die Atlasgelenke und auch die Kiefergelenke dabei in Dauerstress. Blicken wir mit gesenktem Kopf aufs Handy, wirken Kräfte vom Gewicht einer Bowlingkugel auf die Halswirbel. Die überlasteten Nackenmuskeln müssen krampfhaft gegenhalten, verhärten und verkürzen. Und verkürzte Muskeln wiederum üben einen starken Zug auf Gelenke aus. Sie ziehen am Atlas und er kann sich nur helfen, indem er »dicht macht« und blockiert. Dann wird die Beweglichkeit im oberen Halswirbelbereich eingeschränkt und nicht nur der Schulterblick wird zum Problem.

Einseitige Haltungen und Stress

Das Leben in der heutigen Zeit zeichnet sich in vielen Berufen und oft auch in der Freizeit durch einseitige, stereotype Haltungen und insgesamt zu wenig Bewegung aus. Man sitzt im Job oder in der Schule, im Auto und abends auf dem Sofa oder

Sessel. Dazu kommen Leistungsdruck und lang andauernde Stresssituationen beruflicher, privater oder anderer Art. Bewegung sowie der gesunde Wechsel von Anspannung und Entspannung kommen zu kurz. Der Mensch bewegt sich zu wenig und schon in jungen Jahren werden täglich oft über mehrere Stunden hinweg schädliche Haltungen eingenommen.

Auf die aufrechte Kopfposition kommt es an

Um Nackenverspannungen und Atlasprobleme zu vermeiden, sollten Sie immer wieder auf eine aufrechte Kopfhaltung achten, egal ob am Monitor, bei irgendwelchen anderen Tätigkeiten oder auch am Handy. Und Sie sollten die Körperhaltung immer wieder wechseln, also dynamisch sitzen oder stehen.

Außerdem gibt es eine Körperhaltung, in der die Hals- und Nackenmuskeln kaum gefordert sind: In der aufrechten Haltung wird das Gewicht des Kopfes von den Knochen, vom Skelett, getragen. Dann bleiben die Muskeln weich und verspannen nicht und der Kopf ist frei beweglich.

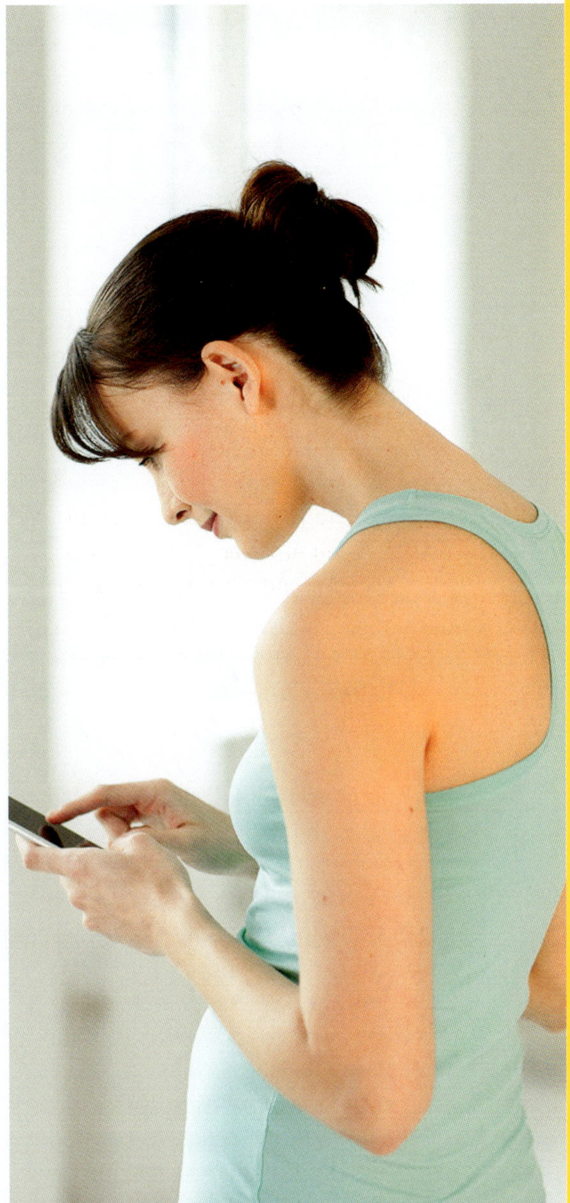

» Smartphone-Nacken: In dieser Haltung müssen Ihre Halsmuskeln Schwerarbeit leisten, Verspannungen sind die Folge.

Der Atlas – der Titan im Nacken

Dem ersten und obersten Wirbel kommt eine große und schwere Aufgabe zu: den immerhin 5–7 Kilogramm schweren Kopf zu tragen.

Ähnlich einem Titan der griechischen Mythologie, der die Last des Himmels auf seinen Schultern stemmen musste. Eigentlich muss der oberste Halswirbel diese schwere Last nicht nur tragen, sondern sogar auf seinen zwei kleinen erbsengroßen Gelenkflächen ausbalancieren, egal ob im Sitzen, Stehen oder in der Bewegung. Dieser besondere Wirbel, der medizinisch C1 genannt wird, verhindert mit Hilfe seiner Muskeln und Bänder, dass der Kopf nach vorn fällt. Außerdem sorgt er, zusammen mit dem Axis (dem zweiten Halswirbel), für die große Beweglichkeit unseres Kopfes. Nur wenige Lebewesen, wie etwa die Eulen, können ihren Kopf noch weiterdrehen als wir. Die besondere Beweglichkeit des Kopfes hat dem Menschen einen klaren Überlebensvorteil verschafft. Jedoch hat eine große Beweglichkeit in einem kleinen Gelenk auch den Nachteil, dass es sehr verletzungsanfällig ist.

Eine wichtige Aufgabe des Atlas liegt zudem darin, Nerven und Blutgefäße, die durch ihn hindurchführen, zu schützen. Er bildet den Eingang für das Rückenmark in den Wirbelkanal. Als erster Wirbel trägt der Atlas die größte Verantwortung für unsere Körperstatik. Sie können ihn sich mit seinen beiden Gelenkflächen wie eine Waage vorstellen, deren Mittelpunkt unsere Nasenspitze ist. Ist er nur leicht verschoben, liegt er nicht mehr im Lot über der Wirbelsäule, wodurch es zu einer Verschiebung der gesamten Körperachse kommt.

Auch die Region um den Atlas mit ihren muskulären und bindegewebigen Strukturen hat eine besondere Bedeutung für das Gleichgewicht. Hier befindet sich in den tieferen Muskelschichten eine ungewöhnliche Dichte von Rezeptoren, das sogenannte Nackenrezeptorenfeld (Nervenschaltstellen). Diese Nervenbahnen verlaufen zwischen Gehirn und Körper und sorgen für Kommunikation untereinander. Von hier aus erstrecken sich Ausläufer zu allen Teilen des Gehirns, vor allem zum Gleichgewichtsorgan, aber auch zum Atem- oder Kreislaufzentrum.

Atlas und Axis – Aufbau und Besonderheiten

Der oberste und auch der zweitoberste Wirbel des Rückgrats sind etwas anders geformt als die restlichen Wirbel der Wirbelsäule. Der Atlas besitzt im Gegensatz zu den anderen Wirbeln keinen Wirbelkörper und keinen Dornfortsatz. Stattdessen besteht er aus einem langen hinteren und kurzen vorderen Wirbelbogen. In der Mitte verläuft der Kanal für das Rückenmark, der sich durch die ganze Wirbelsäule erstreckt. An der Vorderseite weist der knöcherne Ring zwei breite Querfortsätze auf.

Die Querfortsätze des Atlas sind eine Besonderheit. Sie ragen weit nach außen und bilden eine Art Fortsetzung der dicken Seitenteile, wo die beiden Bögen zusammenstoßen. An der Oberseite des vorderen Bogens finden sich die Gelenkflächen, auf denen die passenden Knochenvorsprünge der Schädelbasis lasten. Auf diesen kleinen Gelenkflächen, die etwa so groß wie zwei Daumenkuppen sind, wird der Kopf getragen und balanciert. Sie stellen die eigentlichen »Kopfträger« dar. An der Rückseite des Atlas befinden sich Überbleibsel der Dornfortsätze. Dort setzen auch tiefe Nackenmuskel an.

Noch eine Besonderheit zeichnet beide Atlasquerfortsätze aus: Der hintere Atlasbogen enthält in seinen Querfortsätzen eine kleine Rinne, durch die die Wirbelarterie verläuft und in das große Hinterhauptsloch geleitet wird. Sie ist unter anderem für die Blutversorgung des Gehirns von besonderer Bedeutung.

Der Atlas wird auch als »Nicker« bezeichnet, da durch ihn die Nickbewegung ermöglicht wird. Der Axis wird als »Dreher« bezeichnet, da durch ihn Kopfdrehungen nach rechts und links möglich sind. Der Atlas umschließt dessen Zapfen. Zwischen den beiden Halswirbeln liegt nicht, wie bei anderen Wirbeln, eine Bandscheibe. Aber alle Gelenkflächen, auch die des »Dens axis« (Dorn bzw. Zahn des Axis), sind mit Gelenkknorpel ummantelt. Dieser wird durch eine dauerhaft falsche Belastung beschädigt. Entlastung und moderate Bewegung (siehe Haltung und Übungen in diesem Buch) führen zum Aufbau und zur Erneuerung des Knorpels, der vor allem aus Kollagenfasern besteht.

Gestützt werden Atlas und Axis durch Muskeln und starke Längs- und Querbänder.

Die beiden Kopfgelenke

Die ersten beiden und somit obersten Halswirbel bilden eine funktionelle Einheit. Zusammen mit der Schädelbasis formen die ersten beiden Halswirbel die beiden Kopfgelenke – das obere und das untere.

Oberes Kopfgelenk, das Ja-Gelenk: Das Gelenk zwischen Atlas und Schädelbasis wird als »oberes Kopfgelenk« bzw. »Atlanto-okzipital-Gelenk« bezeichnet. Es wird aus den Gelenkflächen des Hinterhauptbeins und denen des Atlas gebildet. Die Gelenkflächen des Atlas besitzen nach oben zwei längsovale oder bohnenförmige Gelenkpfannen, die zu den Kondylen (Gelenkfortsätzen) des Hinterhauptbeins passen. Die Gelenkflächen stimmen nicht haargenau überein, wodurch die Nickbewegung ermöglicht wird. Man kann sich die Gelenkflächen des Atlas ein wenig wie die Kufen eines Schaukelstuhls vorstellen. Dieses Gelenk wird primär statisch belastet. Der Atlas trägt schließlich das Gewicht des Kopfes.

Sie tragen den Kopf und sorgen für Beweglichkeit: Atlas und Axis bilden das obere und untere Kopfgelenk.

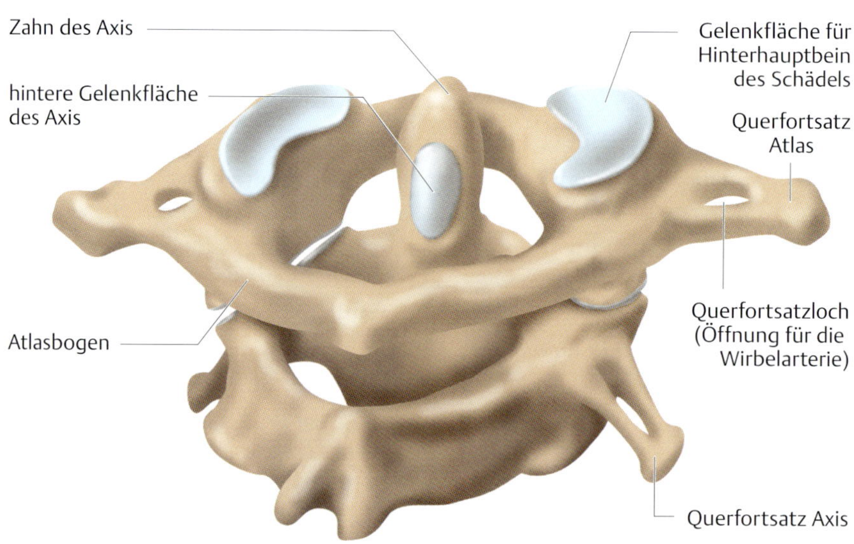

Höfler H. Entspannungs-Training für Kiefer, Nacken, Schultern. Stuttgart: TRIAS; 2022

Unteres Kopfgelenk, das Nein-Gelenk: Das Gelenk, das von Atlas und Axis gebildet wird, wird auch als »Atlanto-axial-Gelenk« bezeichnet. Es zeichnet sich durch den »Dens axis«, einen Zapfen, aus, der an seiner Vorder- und Rückseite Gelenkflächen aufweist. Er ragt in die Zahngrube des Atlas und bildet mit diesem ein sogenanntes Rad- bzw. Zapfengelenk. In diesem unteren Kopfgelenk dreht sich der Atlas zusammen mit dem Kopf um den Zahn des Axis. Dies ermöglicht dem Kopf einen großen Bewegungsumfang, ohne den restlichen Körper mitzubewegen. Das untere Kopfgelenk wird primär dynamisch beansprucht.

Gemeinsam ermöglichen die Kopfgelenke eine sehr feine Abstufung der Bewegungen des Kopfes. Außerdem stellen Sie eine Verbindung zwischen Schädelbasis und Halswirbelsäule her.

Knirschen im Genick

Bewegungsmangel, Fehlhaltungen, Überbelastungen, ungünstige Verhaltensmuster und Stress führen zu Muskelverspannungen, verklebtem Fasziengewebe und starren oder überdehnten Bändern. Die Verhärtungen beeinträchtigen den Stoffwechsel im Gewebe, wodurch sich Stoffwechselendprodukte mehr und mehr einlagern. Dadurch werden alle Gewebeteile noch unelastischer. Beim Bewegen des Kopfes wird auf diese Verklebungen eingewirkt und sie können gelöst und die Durchblutung verbessert werden. Stoffwechselschlacken werden besser abtransportiert und die Ernährung des Gewebes verbessert. Deshalb kann ein leichtes Knirschen bei bestimmten Übungen (wie z. B. mit der Nasenspitze eine Acht malen) zeigen, dass sich verklebte Faszien und Muskeln lösen. Falls Sie im Alltag allerdings öfters ein Knirschen und Knacken hören, klären Sie dies bitte mit einem Arzt ab.

Insgesamt kann ein sandiges Geräusch im Bereich der Kopfgelenke ein Hinweis sein, dass diese Region Bewegung braucht, aber nicht jede Bewegung, sondern Bewegung ohne Druck. Viele geeignete Übungen dafür finden Sie in diesem Buch. Auch der Gelenkknorpel profitiert von diesen Übungen.

Rückenmark und Wirbelarterien

Im knöchernen Ring des Atlas verläuft das vom Gehirn kommende Rückenmark und setzt sich im Wirbelkanal durch die ganze Wirbelsäule fort. An beiden Seiten des Rückenmarks treten Nervenfasern ein und aus. So leitet das Rückenmark, das zentrale Nervenbündel, Informationen von und zum Gehirn und in den Körper. Eine leichte Fehlstellung des Atlaswirbels sowie Verengung des Wirbellochs können das Rückenmark (das als eine Verlängerung des Gehirns angesehen werden kann) in Bedrängnis

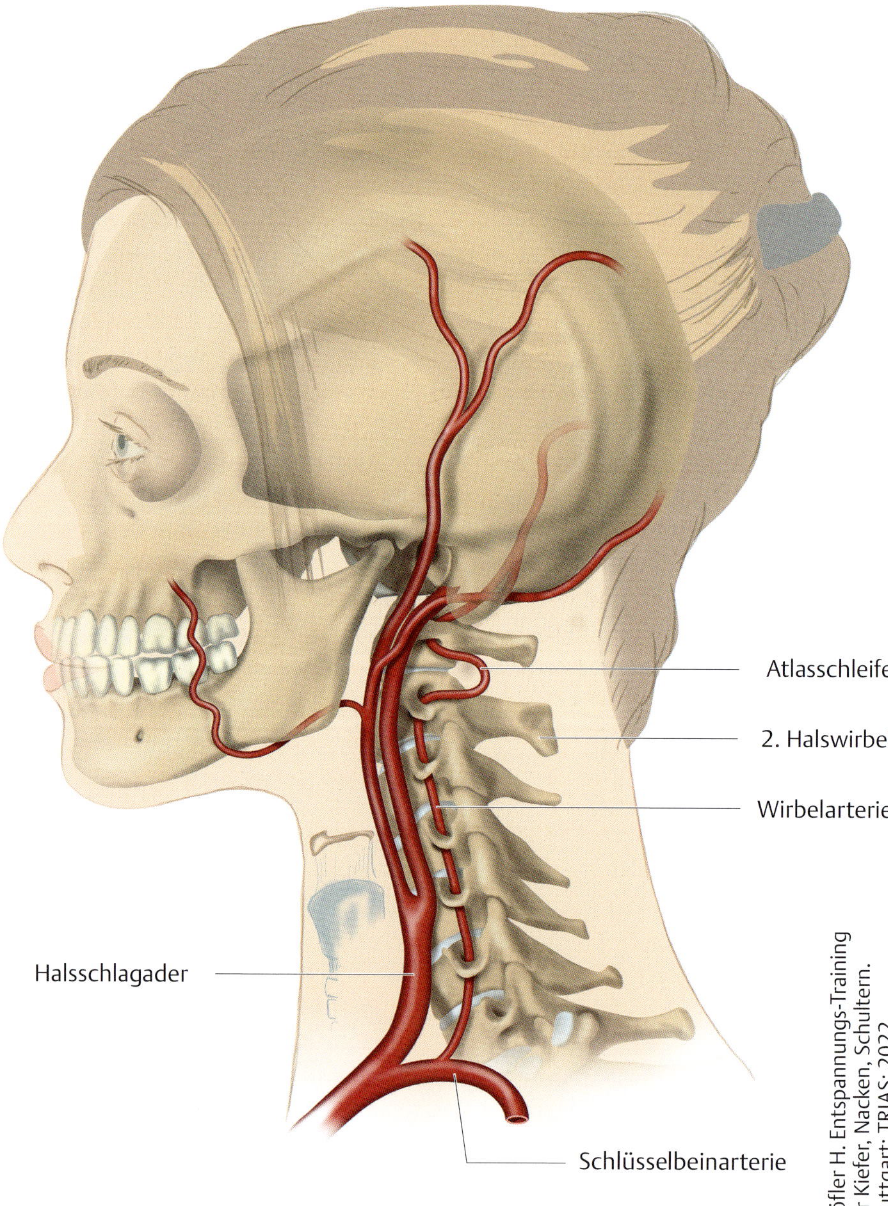

Höfler H. Entspannungs-Training für Kiefer, Nacken, Schultern. Stuttgart: TRIAS; 2022

bringen. Es kann zu Nervenirritationen und Beschwerden kommen.

Auch die beiden Wirbelarterien werden von der Kopfhaltung beeinflusst. Sie verlaufen paarig durch die seitlichen Löcher der Querfortsätze der Halswirbelkörper. Am Atlas schwenken sie um den hinteren Teil des Wirbelbogens und treten durch das große Hinterhauptsloch in die Schädelhöhle ein. Sie versorgen einen Teil des Gehirns. Diese Arterien reagieren sehr empfindlich auf dauernd angespannte Nackenmuskeln und eine ungünstige Kopfhaltung. Geraten diese Arterien häufig oder immer unter Druck, kann dies die Sauerstoffversorgung zum Gehirn beeinträchtigen. Darauf kann das Gehirn auch mit Schwindel reagieren. Häufig kommt es auch zu Ohrgeräuschen, Sehstörungen und Kopfschmerzen. Eine positive Beeinflussung des Atlas und seiner Umgebung kann die Blutversorgung wichtiger Hirnbereiche verbessern. Eine aufrechte Haltung und ein nicht verhärtetes, überspanntes Muskel- und Fasziengewebe bewirken, dass die Wirbelarterien frei fließen und der Hirnstamm mitsamt dem Kleinhirn wieder ausreichend versorgt wird.

Achten Sie deshalb im täglichen Leben beim Gehen, Spazieren und auch am Arbeitsplatz auf eine aufrechte Haltung. Lassen Sie den Kopf weg von den Schultern nach oben schweben und stellen Sie sich vor, wie dabei die Halswirbelsäule lang wird. Die Arterien und Nerven erhalten dadurch viel Platz und werden nicht gedrückt.

Merke

Vorsicht, wenn Sie den Kopf nach hinten kreisen oder über längere Zeit hinweg in den Nacken strecken: Dies führt zu einer Verengung der Zwischenwirbellöcher, wodurch Druck auf Nerven und Blutgefäße ausgeübt wird.

« Die rechte und linke Halsschlagader (vorne) und die rechte und linke Wirbelarterie (hinten) versorgen das Gehirn.

Sympathikus, Parasympathikus und Vagus

Sympathikus und Parasympathikus sind Teil des vegetativen Nervensystems und wirken als Gegenspieler. Während Ersterer in Stresssituationen dominiert, gewinnt der Parasympathikus in Entspannungsphasen die Oberhand.

Sympathikus und Parasympathikus gehören als Gegenspieler dem vegetativen Nervensystem an. Dieses wird auch als autonomes Nervensystem bezeichnet, weil seine Prozesse automatisch, unwillkürlich bzw. unbewusst ablaufen. Der Sympathikus aktiviert und wird aktiv, wenn Gefahr droht. Adrenalin wird ausgeschüttet. Er ist eher für Phasen der Aktivität, Wachheit, Leistungs- und Kampfbereitschaft zuständig und wird auch als »Stressnerv« bezeichnet. Der Parasympathikus beruhigt und steht für »Regeneration«. Er tritt bei Ruhe- und Erholungsphasen in den Vordergrund. Ein ausgewogenes Nervensystem ist wichtig für unsere Gesundheit und Heilung.

Sympathikus – der Stressnerv

Der Gegenspieler des Parasympathikus ist der Sympathikus (»Stressnerv«), der unseren Organismus auf Stress- oder Notfallsituationen vorbereitet (»Fight or Flight« bzw. Kampf oder Flucht). Wenn wir dauernd unter Spannung stehen, womöglich von einer Aktivität zur anderen jagen und uns keine wirklichen Erholungszeiten gönnen, funktionieren die innere Beruhigung und Erholung nicht mehr richtig. Der Sympathikus ist überreizt und sendet ständig Signale aus, sodass Puls und Blutdruck erhöht, die Atmung oberflächlich und die Muskeln angespannt bleiben. Die Nackenmuskeln reagieren besonders empfindlich auf Daueranspannung und zu wenig Erholungsphasen.

Parasympathikus – der Ruhenerv

Es gibt 12 Hirnnerven, die direkt und ohne »Umweg« über das Rückenmark dem Gehirn entspringen. Nerven kann man sich wie Datenautobahnen vorstellen, die das Gehirn mit anderen Körperteilen und Organen verbinden. Der Vagus ist der 10. Hirnnerv und der längste Nerv des parasympathischen Nervensystems. Er kann auf die inneren Organe und die glatte Muskulatur der Blutgefäße beruhigend einwirken. Als größter und wichtigster Nerv des Parasympathikus ist der Vagus an der Regulation fast aller inneren Organe beteiligt. Der Ruhe- und Erholungsnerv wirkt auf die Atmung und Herztätigkeit beruhigend und regulierend. Man hat ihm schon viele Namen gegeben: »Glücksnerv«, »Wunderheiler«, »Umschalter« (von Stress, Ärger auf Entspannung und Ruhe), »SOS-Schalter« oder »Balance-Geber«.

In unserem »Körper-Seele-Geist-System« stellt der Vagus Ruhe, Heilung, Entspannung, Regeneration und innere Kraft her. Ihn zu aktivieren ist auch dann von größtem Wert, wenn es darum geht, die Atlas- und Nackenregion wieder ins Gleichgewicht zu bringen und dort für Erholung, Entspannung und Regeneration zu sorgen.

Vagus – der Vagabund

Der Vagus verläuft zusammen mit der Halsschlagader (Arteria carotis) und der inneren Drosselvene (Vena jugularis interna) direkt vor dem Atlaswirbel vorbei. Nach dem Austritt aus dem Schädelbasisknochen verläuft er zusammen mit den oben genannten Blutgefäßen vor dem Atlas entlang, und dann in einer Bindegewebsscheide auf jeder Seite des Halses nach unten über den Brustbereich bis zum Bauchraum. Er verläuft dabei hinter dem Ohr, nur knapp vor dem Muskelansatz des Kopfwenders (Musculus sternocleidomastoideus) in Richtung Brusthöhle. Er lagert sich der Speiseröhre direkt an und begleitet diese durch das Zwerchfell (!) bis zum Bauchraum. Der Vagus wird auch als Vagabund unter den Nerven bezeichnet, da er in seiner Wanderung durch den Körper fast überall anzutreffen ist. Durch seine vielfachen Verzweigungen vermittelt er zwischen Gehirn, Herz, Lunge, Leber und Darm.

Der Vagus kann an einer Schwachstelle eingeklemmt oder gedrückt werden: nämlich dort, wo der Nerv und die Blutgefäße den Schädelknochen verlassen und vor dem Atlaswirbel verlaufen. Vagus, Halsschlagader und Halsvene können durch eine dauernde leichte Schiefstellung des Atlas sowie hypertone, verhärtete Nackenmuskeln eingeengt, gedrückt und irritiert werden.

Tipp

Der Ruhenerv muss meist erst wieder aktiviert werden, weil Stress und Anspannung den Sympathikus (Stressnerv) über Jahre hinweg in Aktion gehalten haben. In unserem Alltag verharren wir oft in einem angespannten, vom Sympathikus dominierten Zustand und sind dank des Smartphones ständig und überall erreichbar. Deshalb lege ich Ihnen die Entspannung (z. B. Tipp 4 und Tipp 5, Seite 56) besonders ans Herz. Entspannung löst Muskelverhärtungen und Atlasblockaden und befreit den Vagusnerv sowie die Blutgefäße von Druck und Irritationen.

Muskeln für die Kopfbalance

Muskeln bewegen Gelenke, verkürzte und verspannte Muskeln hingegen können Gelenke blockieren.

Die Muskeln um den Atlas, die für dessen Bewegung und Stabilität zuständig sind, sind infolge einer alltäglichen Fehlhaltung unseres Kopfes häufig verhärtet und verkürzt. Kommt es zu hohen Spannungen einer Nackenseite, kann das am Atlas ziehen, der dadurch etwas verrutschen kann. Jede leichte Abweichung setzt sich über Muskelketten und Faszien über den Körper fort.

Unsere Wirbelsäule muss ständig einen Balanceakt gegen die Schwerkraft vollführen. Besonders der Kopf ist in Gefahr, nicht senkrecht über der Wirbelsäule getragen zu werden, sondern leicht davor. Nur in der aufrechten Haltung wird das Gewicht des Kopfes vom gesamten Skelett getragen. Die Nackenmuskeln müssen dann das Gewicht des Kopfes nicht krampfhaft halten und der Kopf kann frei beweglich sein. Allerdings besteht oft ein muskuläres Ungleichgewicht zwischen den vorderen Hals- und den hinteren Nackenmuskeln. Das Zusammenspiel dieser Muskeln ist gestört, da die hinteren Nackenmuskeln überfordert und die vorderen Halsbeugemuskeln abgeschwächt sind.

Die tiefgelegenen kleinen Muskeln um Atlas und Axis dienen dem Halt und der Balance sowie der Beweglichkeit des Kopfes. Sie sind nicht sehr kräftig und eher für die Feinjustierung und Feinmotorik des Kopfes zuständig. Eigentlich sind sie nicht dafür gedacht, den Kopf vor dem Nach-vorne-Fallen zu bewahren. Dies überfordert sie, denn ihre Aufgabe besteht darin, den gesenkten Kopf anzuheben. Überforderung und Dauerstress lassen sie verkürzen (die Halswirbelsäule zieht zu weit nach vorne, der Hinterkopf bleibt im Nacken) und verhärten.

Die kurzen Nackenmuskeln (Kopfgelenkmuskulatur)

Sie verbinden das Hinterhauptbein des Schädels mit den ersten beiden Halswirbeln und wirken auf die oberen und unteren Kopfgelenke. Diese tiefliegenden Muskeln liegen direkt an den beiden obersten Wirbeln. Zu den kurzen Nackenmuskeln zählen:

- Der kleine hintere gerade Kopfmuskel (Rectus capitis posterior minor): Er entspringt am hinteren Bogen des Atlas und setzt an der unteren Nackenlinie am Hinterhauptbein an.
- Der große hintere gerade Kopfmuskel (Rectus capitis posterior major): Er erstreckt sich vom Dornfortsatz des Axis zur unteren Nackenlinie (am Hinterhauptbein).
- Der obere schräge Kopfmuskel (Obliquus capitis superior): Er zieht vom Querfortsatz des Atlas zum Hinterhauptbein.
- Der untere schräge Kopfmuskel (Obliquus capitis inferior): Er zieht vom Dornfortsatz des Axis zum Querfortsatz des Atlas.

Die kleinen, tiefliegenden Nackenmuskeln verbinden Hinterhaupt, Atlas und Axis.

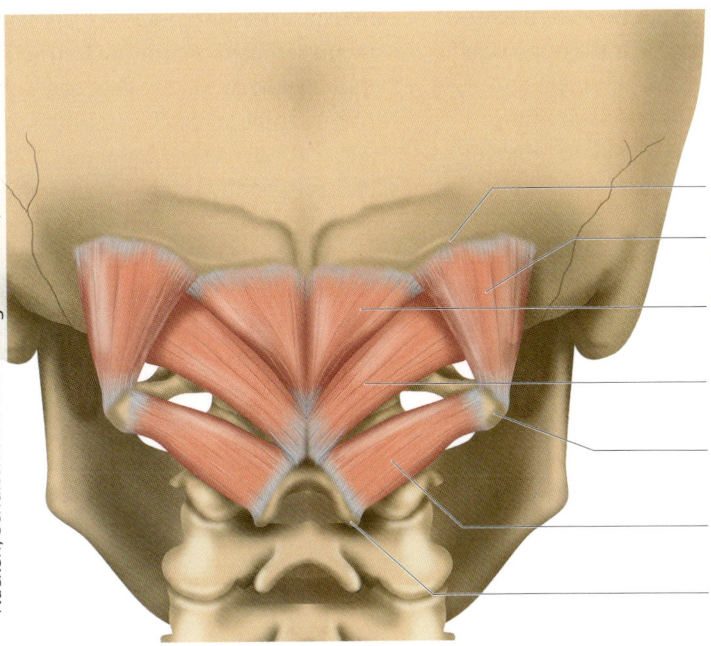

Höfler H., Entspannungs-Training für Kiefer, Nacken, Schultern. 2. Aufl. Stuttgart: TRIAS; 2012

Die ersten drei Muskeln verbinden die ersten beiden Halswirbel mit dem Hinterhauptbein, dem Schädelknochen an der Basis des Schädels. Der vierte Muskel, der untere schräge Kopfmuskel, verbindet Atlas und Axis miteinander.

Die tiefen kurzen Nackenmuskeln weisen ein Vielfaches der normalen Anzahl von Rezeptoren in Muskeln auf, weshalb hier Störungen erhebliche Auswirkungen haben. Unter anderem arbeiten diese Rezeptoren mit dem Gleichgewichtsorgan im Innenohr zusammen. Bei krankhaften Zuständen werden »falsche« Informationen weitergegeben, wie zum Beispiel bei Gleichgewichts- oder Bewegungsstörungen.

Diese vier kleinen Muskeln wirken alle auf die Kopfgelenke. Die schrägen sowie die geraden kurzen Nackenmuskeln neigen bei gleichzeitiger Anspannung den Kopf nach hinten (Rückbeugung der Halswirbelsäule), wodurch das Gesicht angehoben wird.

Der kleine und große hintere gerade und der obere schräge Kopfmuskel bewirken bei einseitiger Anspannung eine kleine Neigung und Drehung des Kopfes zur selben Seite. Der untere schräge Kopfmuskel, der den Atlas und den Axis verbindet, dreht den Atlas bei einseitiger Anspannung zur selben Seite, wodurch der Kopf leicht gedreht wird. Er hilft dadurch dem Kopfwender (M. sternocleidomastoideus) bei der Kopfdrehung.

Die tiefen Halsmuskeln – Gegenspieler der kurzen Nackenmuskeln

Die tiefen Halsmuskeln fungieren als Gegenspieler der tiefen kurzen Nackenmuskeln. Sie liegen direkt vor den Halswirbelkörpern und hinter der Luft- und Speiseröhre. Sie sind für die Statik der Halswirbelsäule sowie für die Vorwärtsbeugung und seitlichen Neigung des Kopfes verantwortlich. Zusammen mit den kurzen Nackenmuskeln sorgen sie für eine gute Kopf-Balance, bei der der Kopf im Gleichgewicht gehalten wird.

Zu ihnen gehören der lange Kopfmuskel (M. longus capitis) und der lange Halsmuskel (M. longus colli). Der lange Kopfmuskel verläuft vor der Wirbelsäule zwischen dem 6. Halswirbel und dem Hinterhauptbein. Der lange Halsmuskel verläuft auf der Vorderseite der Wirbelsäule zwischen Atlas und dem 3. Brustwirbel.

Die obere Halswirbelsäule wird von den beiden langen Kopfmuskeln im oberen Kopfgelenk gebeugt. In den nachfolgenden Gelenken sorgen die langen Hals- und Kopfmuskeln (M. longus capitis und M. longus colli) für die Beugung. Außerdem bewirken sie durch eine einseitige Kontraktion eine Seitneigung im Kopfgelenk und der Halswirbelsäule.

Test: Wenn Sie die Kraft Ihrer tiefen Halsbeuger testen wollen, legen Sie sich auf den Boden. Lassen Sie zuerst den Scheitel des Hinterkopfes nach hinten wachsen; dabei wandert das Kinn ein kleines bisschen zum Brustbein. Mit der aktivierten Muskulatur der tiefen Halsbeuger heben Sie dann den Kopf minimal vom Boden. Häufig fällt schon dieses minimale Anheben des Kopfes in dieser Position nicht leicht. Wenn Sie den Kopf dann 10–20 Sekunden in dieser Position halten, ist dies eine weitere Herausforderung.

Die Kopfwender

Jeder Mensch besitzt einen rechten und linken Kopfwender. Er wird auch Kopfdreher genannt und gehört zu den oberflächlichen Halsmuskeln. Er verläuft schräg über die Seitenflächen des Halses. Dieser Muskel ist vor allem unter seinem lateinischen Namen bekannt, der sehr aussagekräftig ist: M. sternocleidomastoideus, kurz SCM. »Sternum« heißt Brustbein, »Clavicula« Schlüsselbein und mit Mastoideus ist der Warzenfortsatzknochen (Knochenvorwölbung) am Hinterhauptbein gemeint. Dieser starke Muskel ist zweigeteilt und besitzt eine Ursprungssehne am Brustbein und eine am Schlüsselbein. Am Warzenfortsatz, also hinter dem Ohr und in der Nähe des Atlas, setzt er an. An der Vorderseite des Halses ist sein kräftiger Muskelbauch (vom Warzenfortsatz zum Brust-/Schlüsselbein) gut tastbar.

Wird der Kopfwender einseitig aktiviert, neigt sich der Kopf zur selben Seite (Ohr nähert sich der Schulter) oder neigt sich zur gegengleichen Seite. Wenn der Kopf sich zur gleichen Seite beugt, dreht er sich gleichzeitig etwas zur Gegenseite. Dreht er sich zur gegengleichen Seite, zieht er den Kopf ein wenig in den Nacken.

Werden beide Kopfwender-Muskeln gleichzeitig aktiviert, ziehen beide an ihrem Ansatzpunkt am Hinterhaupt am

Der Kopfwender beginnt hinter dem Ohr und verläuft schräg über den Hals bis zum Schlüssel- und Brustbein.

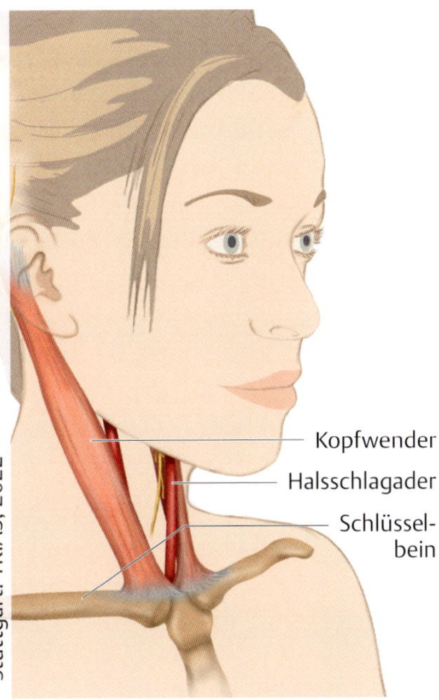

Höfler H., Entspannungs-Training für Kiefer, Nacken, Schultern. Stuttgart: TRIAS; 2022

Warzenfortsatz, was eine Streckung der Halswirbelsäule nach hinten zur Folge hat. Die Halslordose wird verstärkt und das Kinn wird angehoben (eine Art »Hohlkreuz« in der Halswirbelsäule). Wird die Halslordose durch andere Muskeln aufgehoben oder verhindert, können beide Kopfwender-Muskeln eine Beugung der Halswirbelsäule bewirken.

Die Schulterblatt-stabilisatoren

Zu den Schulterblattstabilisatoren zählen beide Sägezahnmuskeln (M. serratus anterior), die Rautenmuskeln (M. rhomboideus major und minor) und der mittlere und untere Anteil des Trapezmuskels (M. trapezius). Das Schulterblatt ist ein dreieckiger spitzwinkliger Knochen, dessen innerer Rand senkrecht parallel zur Wirbelsäule verläuft. Alle diese Muskeln liegen auf der Körperrückseite. Im Alltag werden bei sämtlichen Handlungen und Haltungen jedoch mehr die Muskeln an der Körpervorderseite angesprochen. Die hinteren stabilisierenden Muskeln müssen deshalb gezielt gekräftigt werden.

Schwache Schulterblattstabilisatoren führen zu einer Verschlechterung der Haltung. Sie sind an den Bewegungen der Arme, der Schultern, der Schulterblätter und im weitesten Sinne auch des Oberkörpers und des Kopfes beteiligt. Die Kopfhaltung und die Halswirbelsäule hängen ebenfalls von ihnen ab.

Ist die Muskulatur zwischen den Schulterblättern zu schwach, hängen die Schulterblätter in einem größeren Abstand voneinander weg. Es bilden sich an den Schulterblattinnenkanten kleine »Flügelchen«, die vom Rücken abstehen. Die Rautenmuskeln zwischen den Schulterblättern sind dann zu schwach, ebenso die Sägezahnmuskeln, die noch tiefer liegen und von den Rautenmuskeln bedeckt werden. Die Rauten- und mittleren Trapezmuskelteile sind wichtig für die Körperhaltung und essenziell, um einem Rundrücken und weiteren Problemen in der Halswirbelsäule entgegenzuwirken.

Um Nackenschmerzen zu beheben oder zu vermeiden, ist es sinnvoll, die Schulterblattstabilisatoren zu kräftigen (wie z. B. 2. Übungsprogramm, Übung 1 und Übung 2, Seite 72), sodass die Schulterblätter und der Schultergürtel gut fixiert sind und die Schultern nicht dauerhaft nach vorne fallen.

Der Trapezmuskel

Der Trapezmuskel (M. trapezius) ist dreigeteilt. Er unterscheidet sich in einen oberen, mittleren und unteren Teil. Der obere Teil des Trapezmuskels entspringt an der Schädelbasis und an den Dornfortsätzen der Halswirbelsäule. Er erstreckt sich bis zum äußeren Teil des Schlüsselbeins und der Schulterblätter und zieht bis zu den Schultergelenken. Dieser Muskelteil ist beim Anheben und beim

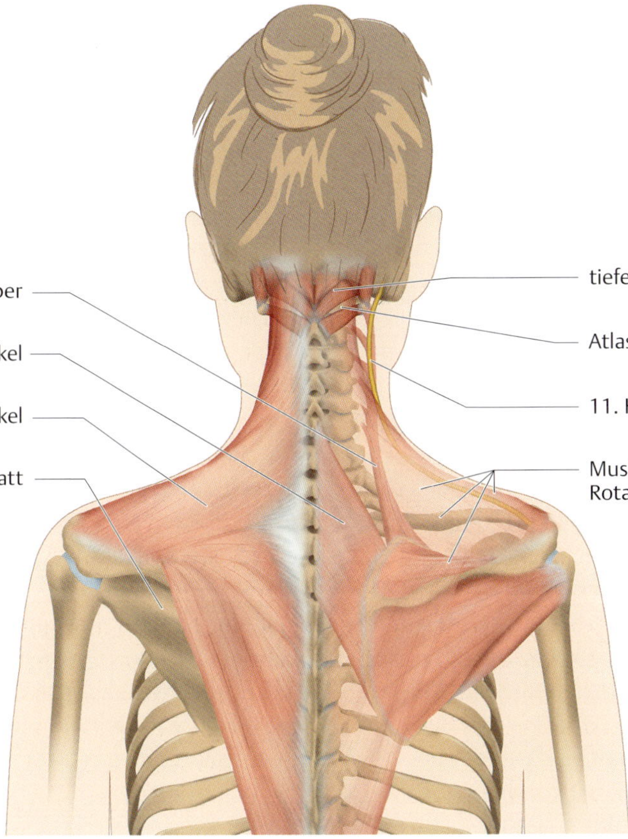

Nacken- und Schultermuskulatur

Drehen des Kopfes beteiligt. Bei fixiertem Schultergürtel unterstützt der obere Trapezmuskel die tiefen Nackenmuskeln, indem er die Halswirbelsäule stabilisiert. Einerseits muss er den Kopf halten, auf der anderen Seite die Arme halten und bewegen. Jedoch ist er nicht für eine Dauerkontraktion ausgerichtet. Normalerweise ist er kein Haltemuskel, sondern ein Beweger. Seine eigentliche Funktion liegt darin, das Schulterblatt zu bewegen und danach wieder Ruhe zu haben.

Der quere mittlere Anteil zieht die Schulterblätter an die Wirbelsäule. Der aufsteigende untere Anteil zieht die Schulterblätter nach unten. Bei unserem alltäglichen Sitzen, vor allem am Schreibtisch, nutzen wir fast nur noch den oberen Trapezmuskelteil, und zwar nicht in der Bewegung, sondern statisch, eben als Haltemuskel. Er reagiert auf die Überlastung, indem er dicht macht, verkürzt und verspannt. Dies bewirkt eine verminderte Durchblutung und Schmerzen. Verspannungen im oberen Teil des Trapezmuskels sind häufig Auslöser von Nacken- und Kopfschmerzen. Dehnung ist für ihn sehr wichtig. Die mittleren und unteren Teile des Trapezmuskels werden beim vielen Sitzen fast nicht genutzt und schwächen ab. Das hat Folgen für unsere Körper- und Nackenhaltung.

Der Schulterblattheber

Der Schulterblattheber (M. levator scapulae) verläuft vom Innenrand der Schulterblätter zu den Querfortsätzen der ersten vier Halswirbel. Seine kräftigste Muskelzacke ergreift den Querfortsatz des Atlas und kann diesen in eine Dreh-Fehlstellung ziehen. Er ist vor allem für die Hebung der Schultern verantwortlich und hilft beim Kippen des Kopfes nach hinten, damit wir also nach oben schauen können. Bei einseitiger Anspannung kann er den Kopf zur Gegenseite drehen oder zur selben Seite neigen.

Der Trapezmuskel, ein »Komplize« des Schulterblatthebers, verstärkt dessen Wirkung. Bleiben die Schultern dauernd hochgezogen, was sehr häufig der Fall ist, gibt es Probleme mit der Atlas-Drehstellung und Schmerzen in diesem Bereich.

Beide Muskeln, der Schulterblattheber sowie der obere Trapezmuskel, sind heutzutage zwei der verspanntesten Muskeln überhaupt. Zum einen liegt das an unserem »Dauersitzen«, zum anderen daran, dass diese Muskeln auf starke Emotionen und jegliche Stresssituation äußerst sensibel und mit Anspannung reagieren. Ärger, Stress und schon allein ein negativer, unangenehmer Gedanke führen zu einem unwillkürlichen Hochziehen der Schultern.

Nach der Theorie folgt nun die Praxis. Bevor ich Ihnen die besten Übungen für den Atlas und den Nacken zeige, ist es ratsam, dass Sie lernen, auf Ihre Haltung zu achten. Wie sieht Ihre Haltung im Alltag aus? Wie sieht die rücken- und nackenfreundliche Haltung aus? Eignen Sie sich eine aufrechte Position an, in der die Muskeln nicht so hart arbeiten müssen und nicht mehr verspannen.

Zusammenspiel der vorderen Hals- und hinteren Nackenmuskulatur

Um die Atlas- und Axiswirbel zu stabilisieren und in einer günstigen Position zu halten, müssen Muskeln behandelt werden. Für die Kopf-Balance ist ein gutes Zusammenspiel zwischen den beiden kräftigen Kopfwender-Muskeln und den tiefen Hals- und Nackenmuskeln ausschlaggebend.

Im Nacken- und Genickbereich müssen die verkürzten und verhärteten Muskeln mitsamt dem verklebten Fasziengewebe gelöst, gedehnt und wieder geschmeidig gemacht werden. Denn nicht nur die Muskeln sind verspannt, sondern auch das Bindegewebe darum herum. Wenn die Muskeln wieder weicher geworden sind, können sie auch gekräftigt werden.

Im Halsbereich sind die Gegenspieler der Nackenmuskeln, die Beugemuskeln des Kopfes, meist zu schwach. Sie sollten gekräftigt werden. Sie können dann auch dafür sorgen, dass sich die Halswirbelsäule, die häufig zu sehr nach vorne gekrümmt ist, wieder in ihre »natürliche Position« aufrichtet.

Zwischen den vorderen Beuge- und hinteren Streckmuskeln besteht ein nicht unerheblicher Kräfteunterschied, der das Zurückziehen des Kopfes begünstigt. Hinzu kommt die Schwerkraft. Da wir den Kopf selten lotgerecht auf der Wirbelsäule tragen, sondern eher nach vorne halten oder strecken, müssen die hinteren Nackenmuskeln ständig gegen die Schwerkraft ankämpfen und den Kopf vor dem Nach-vorne-Fallen bewahren.

Diese Muskeln stehen unter Dauerspannung und haben fast immer Lösung und Dehnung nötig, denn sie sind restlos überfordert, sie verhärten und verkürzen. Die Durchblutung in diesem Muskel- und Fasziengewebe ist erheblich behindert. Die tiefen Halsbeuger dagegen, die die Halswirbelsäule stabilisieren, schwächen ab und müssen gestärkt werden.

Nick- und Drehbewegung des Kopfes: In der Nickbewegung müssen die Nackenmuskeln hinten loslassen (lernen) und die vorderen tiefen Halsbeuger müssen aktiv werden. In dieser Haltung ist der Kopf zentriert in seiner Mitte. Erst dann kommt der Kopfwender-Muskel zum Einsatz und führt die Nick- oder Drehbewegung des Kopfes aus.

Achten Sie einmal bewusst auf die Anspannung des Kopfwenders: Führen Sie eine minimale Nickbewegung aus, sodass sich das Kinn dem Brustbein nähert. Diese Bewegung sollte ausschließlich in den Schädelbasisgelenken stattfinden. Beugen Sie dann den Kopf weiter nach vorne. Erst ab diesem Zeitpunkt spannt sich der Kopfwender-Muskel an.

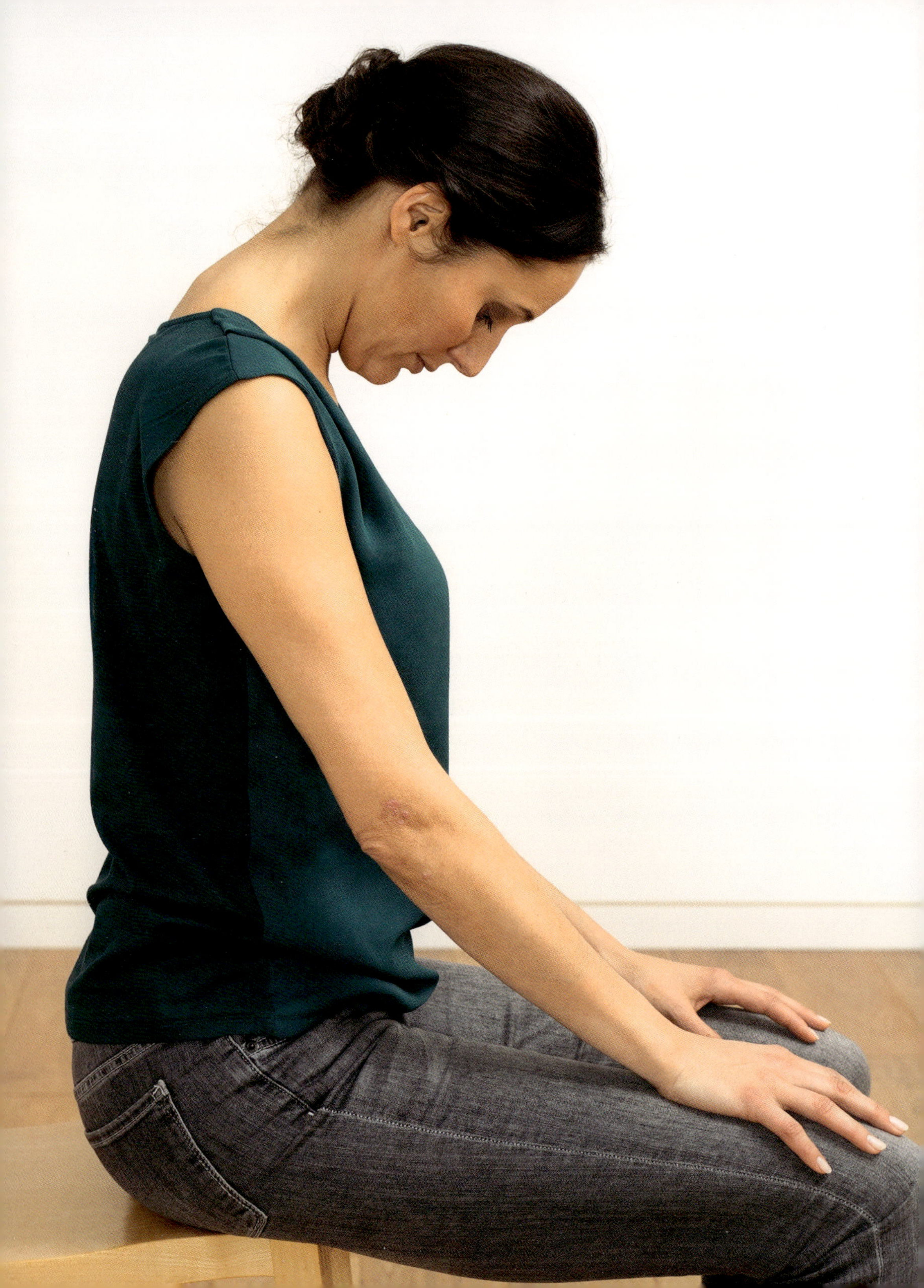

Ihr Programm gegen Schmerzen im Nacken

Mit Vorstellungsbildern den unsichtbaren Kopfträger kennenlernen, den Sie dann mit Übungen kräftigen und mobilisieren.

Auf die Körperhaltung kommt es an

Bei der ökonomischen Haltung ruhen die Körperblöcke von Becken, Brustkorb und Kopf übereinander, in dieser Haltung benötigen Sie bei viel Stabilität am wenigsten Kraftaufwand.

Die Erdanziehungskraft wirkt auf unseren Körper ein, egal ob wir sitzen, stehen oder gehen. Entweder wir scheitern gebückt und verspannt an ihr, oder wir lernen uns so zu halten, dass der Kraftaufwand am geringsten ist und die Schwerkraft so wenig wie möglich Angriffsfläche hat. Im Idealfall stehen oder sitzen wir »im Lot«. Wenn wir stehen, wäre das im rechten Winkel zum Boden. Die Erdanziehungskraft hält uns einfach nur am Boden. Jegliche Abweichung führt zu einem Ungleichgewicht, das sich auf Muskeln, Faszien, Gelenke, Bandscheiben, Sehnen, Bänder, Blutgefäße und Nerven auswirkt.

Lotgerechte Haltung: Eine lotgerechte Haltung, bei der nicht dauernd verschiedene Muskeln überspannt, andere zu wenig angespannt und Bänder, die den Atlas stabilisieren, überdehnt werden, ist Voraussetzung, um eine Atlasbalance und Balance im gesamten Körpersystem entstehen zu lassen. Wenn die vordere Hals- und die hintere Nackenmuskulatur im Gleichgewicht sind, kann die Halswirbelsäule in ihrer optimalen Mittelstellung gehalten werden.

Zu der rücken- und nackenunfreundlichen Haltung im Alltag gesellen sich meist noch Stress, Anspannung und Druck von verschiedenen Seiten dazu. Haben Sie sich schon einmal Gedanken über folgende Redewendungen gemacht, die ebenfalls zeigen, wie eng auch Psyche und Nacken zusammenhängen? »Die Angst sitzt einem im Nacken.« »Die Verantwortung lastet schwer auf meinen

Schultern.« »Hals über Kopf ist er geflüchtet.« »Jemand ist halsstarrig.« »Das war wie ein Genickschlag.« »Halte den Nacken steif.«

Der Kopf als Krone, lotgerecht ausbalanciert: Unsere Wirbelsäule mit dem Kopf als Krone wird nur dann vor Haltungsschäden mit ihren Auswirkungen bewahrt, wenn sie im Lot steht und wenn der Kopf auf dem Atlas lotgerecht ausbalanciert wird. Jegliche Abweichung führt zu einem muskulären und faszialen Mehraufwand, der manche Muskeln und Bänder sehr überfordert. Am ökonomischsten ist es, wenn die Körperblöcke Becken, Schultergürtel und Kopf nicht verschoben, sondern senkrecht übereinander aufgebaut sind.

Ist der Kopf dauernd nach vorne gestreckt, müssen die Gegenmuskeln hart arbeiten, um ihn gegen die Schwerkraft nicht nach unten fallen zu lassen. Die Muskeln und Faszien, die mit der Zeit hart und unelastisch werden, schmerzen und schränken die Beweglichkeit der Kopf- und Halswirbelgelenke ein. Nur in der aufrechten Haltung wird der Kopf hauptsächlich von den Knochen getragen.

Dynamisch sitzen und bewegen: Natürlich geht es nicht darum, dass Sie den ganzen Tag »im Lot« stehen oder sitzen. Sie sollen insgesamt ja »dynamisch« sitzen, also sich immer wieder bewegen und eine andere Haltung einnehmen. Es geht vor allem darum, nicht stundenlang in einer ungünstigen Position auszuharren, sondern Pausen einzulegen, die Stellung zu wechseln und zwischendurch Lockerungs-, Mobilisations- oder Dehnübungen zu machen. Aber es ist von großem Vorteil, immer wieder in die lotgerechte Haltung zurückzukommen.

Die eigene Haltung erspüren und wahrnehmen

Nun wird es Zeit, sich »praktisch« mit der eigenen Haltung zu beschäftigen. Setzen Sie sich nun einen Moment aufrecht auf einen Stuhl und – wenn Sie wollen – schließen Sie die Augen, um besser in sich hinein spüren zu können. Nehmen Sie wahr, wie sich Ihr Kopf und der Nacken anfühlen. Fühlen sich die Schultern hart und schwer an? Drückt der Kopf schwer auf die Halswirbelsäule und wird der Nacken gestaucht? Oder fühlt sich Ihr Kopf frei und schwebend auf der Wirbelsäule an? Wenn dies nicht der Fall ist, wird Ihnen dieses Buch eine Hilfestellung sein, diese freien Gefühle entstehen zu lassen.

Ein Hauptziel dieses Buches ist, wieder mehr Freiheit und Leichtigkeit in Genick und Nacken herzustellen. Ein freier, aufgerichteter Nacken lässt freie Bewegungen zu. Ein ausbalancierter Kopf schafft Leichtigkeit im Genick. Der Atlas spielt dabei eine große Rolle.

Viele Menschen haben das Gefühl, der Kopf laste schwer auf der Wirbelsäule. Kennen Sie das? Achten Sie unbedingt bei jeder Übung und im Alltag darauf, dass Ihr Kopf nicht zu schwer auf dem Atlas lastet und auch nicht schief gehalten wird (Tipps hierfür finden Sie weiter hinten). Denken Sie daran, dass nur dann das Hinterhauptsloch, in dem das verlängerte Rückenmark (Verbindung zwischen Gehirn und Rückenmark) verläuft, möglichst weit ist. Muskeln, Sehnen, Bänder und auch Blutgefäße sind am ehesten im gesunden Gleichgewicht, wenn die Kontaktflächen zwischen Atlaswirbel und Kopf gleichmäßig aufeinandersitzen.

Je weiter wir den Kopf nach vorne beugen, umso stärker wirkt die Schwerkraft auf unsere Halswirbelsäule und die Nackenmuskeln müssen dagegen arbeiten. Deshalb sollten Sie immer wieder in eine aufrechte Haltung »zurückfinden«. Bei jeder Arbeit im Sitzen (egal ob im Büro, der Uni, der Schule, bei der Arbeit und oft auch im Auto als Fahrer) kommt es durch den vorgebeugten oder vorgeschobenen Kopf zu einem »Kampf gegen die Schwerkraft«.

Machen Sie sich zunächst bewusst, wie eine ungünstige Haltung aussieht, die aber sehr viele Menschen tagtäglich einnehmen.

Eine häufige ungünstige Haltung:

- vorgeschobener Kopf und zu starke Krümmung in der Halswirbelsäule (Lordose); meist verbunden mit einem Rundrücken
- Knick im Atlasbereich, um mit vorgebeugtem Kopf vorne etwas sehen zu können
- hängende und nach vorne rotierte Schultern
- Rundrücken im Brustwirbelsäulenbereich als Ausgleich für die zu hohle Halswirbelsäule
- Hohlkreuz (Lendenwirbelsäule zu stark gekrümmt) als Ausgleich für die Brustwirbelsäule
- abgekipptes Becken: Das Becken steht vor dem Schultergürtel, die Körperblöcke stehen nicht übereinander.

Rückenfreundliche Haltung im Sitzen wahrnehmen

- Setzen Sie sich aufrecht auf das vordere Drittel eines Stuhls. Die Füße haben guten Bodenkontakt und stehen hüftbreit auseinander; die Fußspitzen zeigen geradeaus oder leicht nach außen (V-förmig).
- Das Becken ist aufgerichtet, die Lendenwirbelsäule weist eine natürliche Schwingung auf (nicht ins ausgeprägte Hohlkreuz gehen!). Das Brustbein ist nach vorne schwebend angehoben (als ob Sie stolz eine Brustmedaille zeigen würden).
- Die Schultern sind weit und stehen über den Hüftgelenken (häufiger Fehler: sie fallen nach vorne). Sie sind nach außen rotiert.

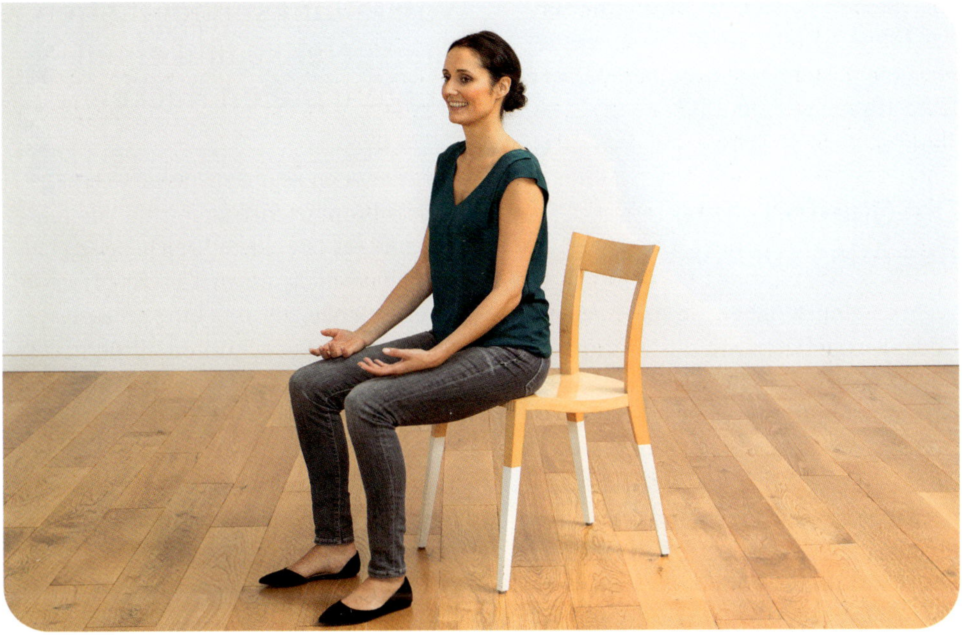

- Der Kopf thront aufrecht auf der Wirbelsäule und wird (in der Vorstellung) am Hinterkopf von einem unsichtbaren, goldenen Faden nach oben gezogen. Der Kopf schwebt sozusagen auf den beiden Atlasgelenken und drückt nicht nach unten.
- Die Augen schauen geradeaus oder ein klein wenig nach vorne unten. Augen und Ohren liegen möglichst auf einer waagerechten Linie.
- Kinn und Hals bilden einen rechten Winkel.
- Das Ohrläppchen, das Schulter- und Hüftgelenk befinden sich von der Seite gesehen auf einer Linie; auf einer Lotlinie.

Nehmen Sie die rückenfreundliche Haltung entspannt im Sitzen wahr.

Tipp: Üben Sie diese aufrechte Haltung am Anfang jeden Tag, damit sie sich im Gehirn verfestigen kann und Sie diese Haltung im Alltag automatisch immer wieder einnehmen. Es dauert natürlich einige Zeit, bis die Muskeln, Faszien und Bänder sich an die »neue« Haltung anpassen. Aber es wird gelingen, wenn Sie ab jetzt täglich an diese lotgerechte Haltung denken, sie sich vorstellen und immer wieder einnehmen. Eine lotgerechte Haltung spart Kraft, die wir bei unökonomischen Bewegungsmustern dauernd einsetzen müssen, wodurch sich Muskeln mehr und mehr verspannen.

Tipp: Stellen Sie sich im Sitzen und Stehen immer wieder vor, Ihr Kopf würde von einem Faden wie bei einer Marionette nach oben gezogen.

Die Querfortsätze des Atlas suchen

Wahrscheinlich haben Sie sich noch nie Gedanken gemacht, wo die Querfortsätze des Atlas liegen. Es ist jedoch sinnvoll, eine Vorstellung von der Lage dieser ausladenden Querfortsätze zu bekommen. An ihnen setzen außerdem zwei der kurzen tiefen Nackenmuskeln an. Wir können die Querfortsätze nicht wirklich berühren, aber wir können uns diesem Bereich gut annähern und ein Gefühl für die Lage dieses besonderen Wirbels bekommen.

Legen Sie Ihre Mittelfingerkuppen hinter die Ohrläppchen. Erfühlen Sie zunächst die zwei halbmondförmigen Knochen dahinter. Diese werden Warzenfortsätze genannt. Fahren Sie dann mit Ihren Fingern 1 Zentimeter nach unten. In einer Mulde zwischen Unterkieferschenkel und dem Hinterhauptknochen befindet sich der Querfortsatz des Atlas, etwa hinter und unterhalb der Ohrläppchen. Wenn Sie beide Mittelfingerkuppen auf diese Stellen rechts und links in diese Kuhlen hinter den Ohrläppchen legen, stellen Sie sich gedanklich eine Linie zwischen diesen Fingern vor. Auf dieser Linie liegen auch die Gelenkflächen des Atlas.

Vorstellungsbilder für freie Atlasgelenke und einen aufgerichteten Nacken

Gerade wenn es um so kleine Gelenke wie die Kopfgelenke geht, sind Vorstellungsbilder überaus hilfreich. Selten hat man von Anfang an ein Gespür für diese Mini-Gelenke, die aber eine große Bedeutung für den gesamten Körper haben. Wir sehen sie nicht, sie sind im Verborgenen. Wer weiß schon, wie sie aufgebaut sind und wie der Kopf darauf sitzt oder sitzen sollte, damit es nicht zu anhaltenden Beschwerden im Genick- und Nackenbereich kommt und die Körperstatik dauernd damit beschäftigt ist, das Gleichgewicht zu finden. Die meisten von uns müssen zuallererst ein Gespür für diese im Schädel sitzenden Gelenke entwickeln, um dann die Übungen gewinnbringend ausführen zu können und auch im Alltag auf eine günstige Kopfhaltung achten zu können.

Das Gehirn muss also umprogrammiert werden. An die Haltung, die Sie tagtäglich über Stunden hinweg eingenommen haben, hat es sich gewöhnt. Diese Haltung empfinden Sie deshalb als normal. Die aufrechte, »königliche« Haltung empfindet man entsprechend eher als unnormal, ungewohnt, seltsam. Deshalb besteht eine sehr bedeutende Aufgabe darin, dem Gehirn beizubringen, welche Haltung wir in Zukunft mehr und mehr einnehmen wollen, damit unsere

Wirbelkörper und die Muskeln nicht unnötig belastet werden. Der Atlas nimmt eine Schlüsselrolle in der menschlichen Haltung ein; deshalb ist es besonders wichtig, dass unser Gehirn begreift, welche Haltung ihm guttut und wie wir den Atlas frei und unbelastet halten können.

Sehr wichtig ist es dabei, sich Schädel und Atlaswirbel vorstellen zu können und den Auflagedruck des Kopfes auf den ersten Halswirbel zu verringern. Wenn ich Ihnen nun sage: »Verringern Sie den Druck«, haben Sie sicher keine Ahnung, wovon ich spreche und wie Sie das machen sollen. Deshalb sind Vorstellungsübungen äußerst wertvoll, um genau dies zunächst begreifen und umsetzen zu können. Denn das Gehirn denkt in Bildern. Je besser wir uns den Atlas und die lotgerechte Haltung insgesamt vorstellen können, umso besser können wir etwas verändern – auch eine ungünstige Haltung, die sich über Jahre festgesetzt hat.

Eine Fehlhaltung oder ein blockierter, vom Druck des Kopfes belasteter Atlas kann durch Übungen ausbalanciert und von verspannten Muskeln und Faszien befreit werden. Dies wird aber nur anhaltend Erleichterung bringen, wenn Sie sich im Alltag auch die lotgerechte, ökonomische Haltung vorstellen und immer wieder einnehmen können. Deshalb möchte ich Ihnen die folgenden Vorstellungsübungen zunächst besonders ans Herz legen. Nehmen Sie sich Zeit, sich in Ihre Atlasgelenke und die Kopfhaltung hineinzufühlen. Dies wird einiges in Ihrem Leben ändern.

Für alle Übungen gilt

Setzen Sie sich entweder aufrecht auf das vordere Drittel eines Stuhls oder setzen Sie sich ganz zurück und lehnen Sie den aufrechten Rücken an. Sie können aber auch in Rückenlage auf dem Boden liegen. Dann müssen Sie allerdings manch eine Übung umdenken (der Scheitel zieht dann z. B. nicht nach oben, sondern in die Verlängerung der Wirbelsäule). Wenn Sie ab und zu im Stehen üben wollen, z. B. im Alltag beim Einkaufen oder in einer Warteschlange, achten Sie in diesen Momenten ebenfalls auf eine aufrechte Haltung.

Fühlen Sie sich in das jeweilige Vorstellungsbild ein. Erspüren Sie die Auswirkungen in Ihrem Körper. Lassen Sie während der Übung den Atem frei und natürlich fließen. Sie können eine Übung 1–3 Minuten ausführen, aber auch 5 Minuten oder länger. Je häufiger Sie sich auf die Vorstellungsbilder einlassen, umso eher können Sie sich bei Alltagsbeschäftigungen daran erinnern und Ihre Haltung verändern.

Das Erste und Wichtigste ist immer, dass Sie sich vorstellen, wie Ihr Kopf von einem unsichtbaren Faden vom Scheitel her nach oben gezogen wird oder wie ein Luftballon nach oben schwebt. So können Sie die Halswirbelsäule und Atlasgelenke entlasten und diese von Druck befreien.

Schwebender Kopf

Stellen Sie sich zunächst Ihren Kopf als schweren Ball auf Ihrem Hals vor. Dann verwandelt er sich in einen leichten Luftballon, der an einem Faden hängt und nach oben in Richtung Himmel schwebt. Lassen Sie den leichten Luftballon höher und höher schweben, während die Schultern eher in die Gegenrichtung (in Richtung Gesäß) ziehen. Der Kiefer ist dabei weich und gelöst. Vielleicht können Sie auch noch ein sanftes Lächeln entstehen lassen. Geben Sie sich dieser Vorstellung des schwebenden Kopfes einige Minuten hin und lassen Sie dabei den Atem langsam und ruhig fließen.

Schwebender Hinterkopf

Stellen Sie sich einen Mini-Luftballon am Hinterkopf in der Nackengrube vor, dort, wo die Halswirbelsäule in den Schädel übergeht. Dieser kleine Ballon hebt den Hinterkopf sanft, aber spürbar nach oben. Die Wirbelsäule bleibt gerade und der Kiefer ist entspannt. Lassen Sie sich ganz auf dieses Gefühl der Nackenverlängerung und des sich anhebenden Hinterkopfes ein. Spüren Sie die Befreiung im oberen Nacken und in den Atlasgelenken.

Wasserquelle im Genick

Stellen Sie sich im Atlas- und Genickbereich eine sprudelnde Wasserquelle vor. Gesicht und Kiefer sind entspannt und Sie haben das Gefühl, dass die lebendige Wasserquelle Ihren Hinterkopf leicht senkrecht anhebt. Ihr Kopf ruht wie ein Ping-Pong-Ball auf diesem sprudelnden Wasserstrahl. Spüren Sie bewusst dieses erfrischende Sprudeln im Genick.

Atlas-Drache

Stellen Sie sich den Atlas als aufsteigenden Drachen vor. Die seitlichen Drachenspitzen symbolisieren die Querfortsätze des Atlas. Spüren Sie, wie entlang Ihrer Wirbelsäule warme Luft aufströmt, die den Atlas-Drachen nach oben steigen lässt. Die gesamte Wirbelsäule längt sich, die Nackenmuskeln können entspannen und aufatmen.

Sitzmulden des Atlas als Sattel

Stellen Sie sich die Sitzmulden des Atlas als zwei kleine Sattel vor, auf denen ein Reiter aufrecht sitzt. Die zwei Gelenkknorren des Hinterhauptbeins passen wie zwei kleine runde Bälle in die beiden Kondylen (Kerben) des Atlas. Man vergleicht dieses Zusammenspiel deswegen gerne mit einem aufrecht sitzenden Reiter im Sattel der Atlas-Kerben. Lassen Sie das Gewicht des Kopfes in diese kleinen Sättelchen sinken, während diese nach oben drücken und den Kopf stabilisieren und tragen.

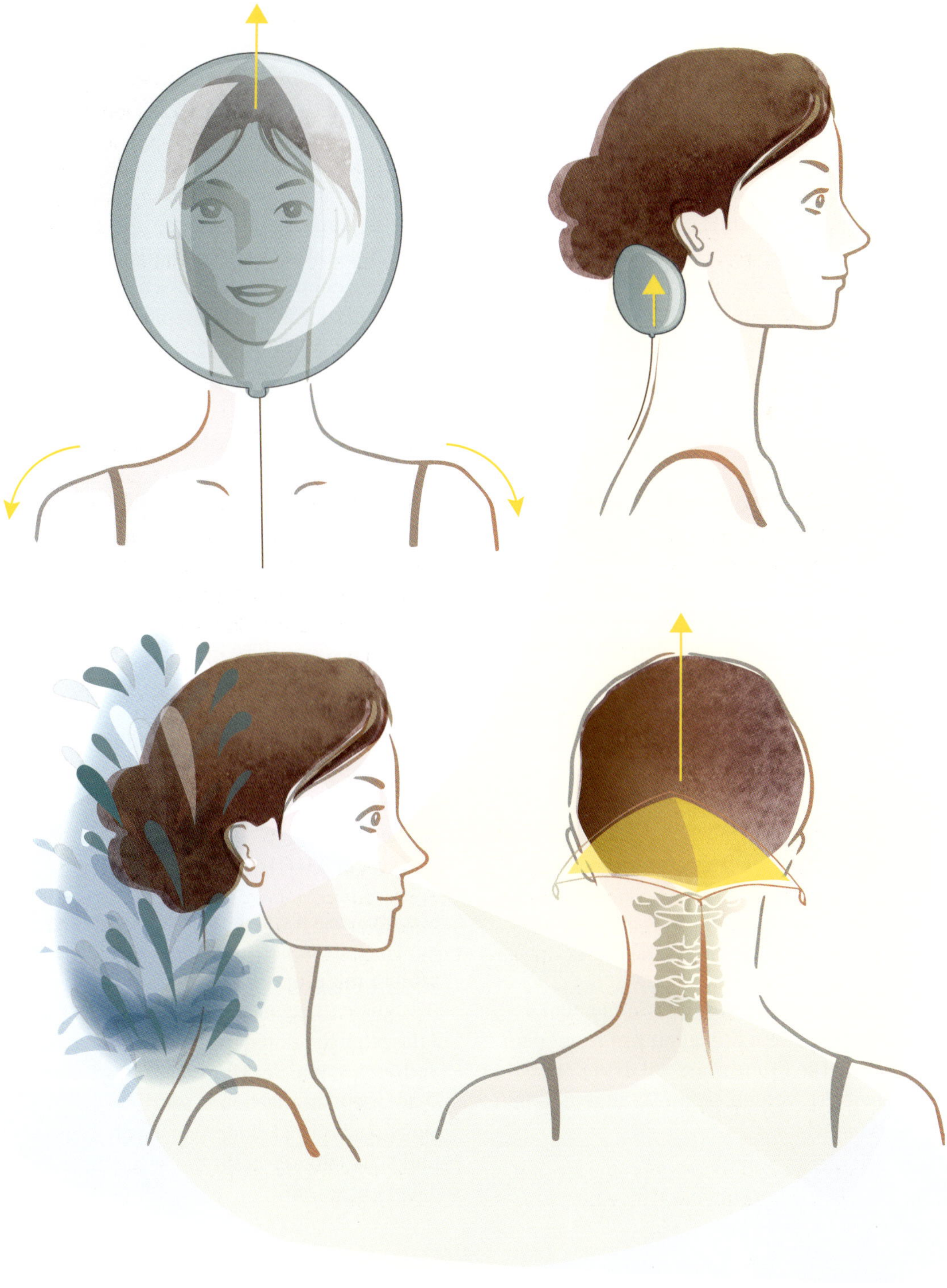

Wasserkissen zwischen Atlas und Schädel

Stellen Sie sich vor, zwischen den obersten Halswirbelgelenken (zwischen Atlasmulden und Schädel) befinden sich zwei kleine Wasserkissen, die den Schädel tragen. Diese Wasserkissen füllen sich langsam mit immer mehr Wasser. Der Kopf hebt ein wenig ab. Erspüren Sie die Weite im oberen Nacken, die dabei entsteht. Achten Sie auf Ihre Schultern, die eher nach unten ziehen, und lassen Sie den Atem gelöst fließen.

Kopf als Glühbirne

Stellen Sie sich die Halswirbelsäule als Glühbirne vor, die nach oben in kleinen Bewegungen von einer Lampensäule abgeschraubt wird. Erspüren Sie dabei die kleinen spiralförmigen Bewegungen.

Variante: Stellen Sie sich den Kopf mit der Halswirbelsäule als Teleskop vor, das ausgefahren wird.

Königliche Haltung

Stellen Sie sich vor, Sie wären eine Königin oder ein König mit Krone auf dem Kopf. Die Krone muss auf dem Kopf balanciert werden, wenn Sie sitzen, stehen oder gehen.

Faden zwischen Steißbein und Scheitel

Stellen Sie sich einen verbindenden Faden zwischen Steißbein und oberstem Scheitelpunkt vor. Während Steißbein und Sitzbeinknochen zur Sitzfläche hinab ziehen, zieht der Faden am Scheitel in Richtung Himmel. Die gesamte Wirbelsäule wird weit und lang.

Unter einem Wasserfall

Stellen Sie sich vor, Sie stehen unter einem Wasserfall. Das Wasser fließt Ihren Nacken, dann die Schultern hinab. Sie geben alle Anspannung ab und lassen alles, was drückt, schmerzt und verhärtet ist, abfließen. Ihre Nackenmuskeln entspannen sich. Die Schultern ruhen sich aus und hängen schwer nach unten. Genießen Sie die Entspannung dieser Muskelbereiche.

Springbrunnen

Stellen Sie sich vor, dass in Ihrem Becken ein Springbrunnen entsteht. Das Wasser schießt mit großer Kraft an der Wirbelsäule entlang nach oben bis zu den Atlasgelenken und dem Schädelknochen. Spüren Sie, wie der Hinterkopf durch das Wasser etwas angehoben wird. Erspüren Sie auch das prickelnde Wasser im Atlas- und Schädelbereich. Ihr Kiefer bleibt dabei entspannt.

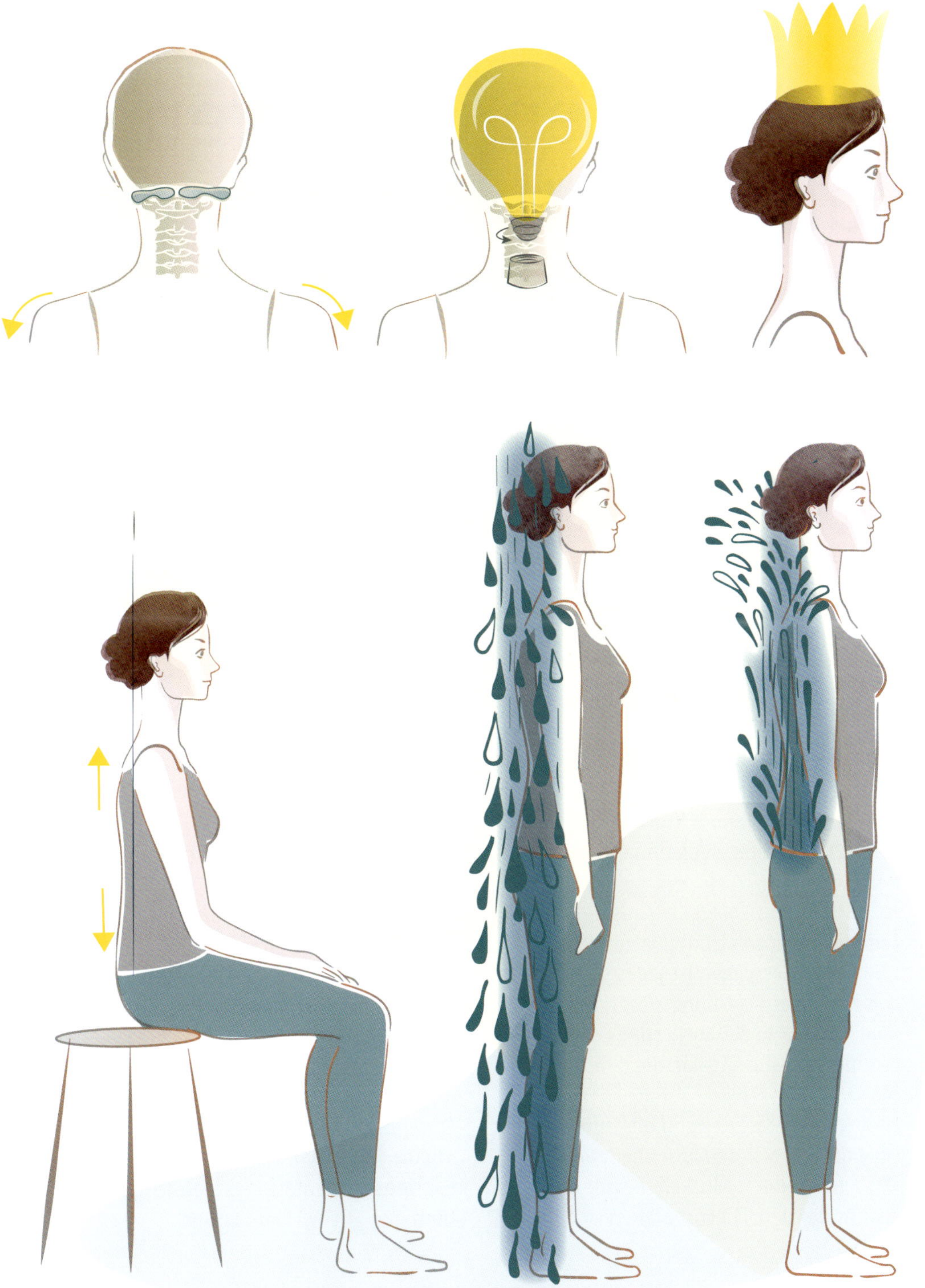

Die besten Übungen für den Atlas

Die Übungen in den Programmen setzen sich aus Übungen für die Atlas- und Nackenmuskeln und deren Gelenke zusammen.

Mit den Übungen

- wird der Stoffwechsel angeregt und die Durchblutung gefördert,
- wird der Körper gedehnt und kann sich entspannen,
- werden die Bereiche akupressiert, massiert aber auch gekräftigt,
- werden die kleinen Kopfgelenke und die Halswirbelgelenke mobilisiert.

Jedes Programm setzt sich aus einer bunten Mischung aus Übungen zusammen und genau deswegen ist jedes so hilfreich. Der Beginn eines Übungsprogramms stellt eine Stoffwechsel-, Lockerungs- oder Mobilisationsübung dar, die den Körper mitsamt dem Nacken auf die speziellen Übungen vorbereitet und die Durchblutung anregt. Mit den anschließenden Übungen können Muskeln besser entspannt werden. Hierfür eignen sich Massage-, Dehnungs- und Mobilitätsübungen. Danach können die Muskeln aktiviert und aufgebaut werden, denn gelöste Muskeln lassen sich besser kräftigen. Den Abschluss bildet eine Entspannungsübung.

Verschiedene Übungen für die bestmögliche Wirkung

Stoffwechselanregende und durchblutungsfördernde Übungen eignen sich für den Anfang eines jeden Übungsprogramms und für zwischendurch im Alltag, Schwungübungen beispielsweise sind zwischen Sitzmarathons richtig erfrischend und eine wahre Wohltat. Die Durchblutung in verhärteten Muskeln anzuregen ist Voraussetzung, dass Mobilisations-, Dehnungs- und Kräftigungsübungen gut wirken können.

Dehnungs- und Entspannungsübungen haben viele Vorteile, um verkürzte Muskelfasern und verhärtetes Fasziengewebe wieder weicher und elastischer zu machen:

- Kompensierung von Muskelverkürzungen
- Verbesserung des Bewegungsumfangs
- Verbesserung der Elastizität von Muskeln, Sehnen und Bändern
- Durchblutungssteigerung

Akupressur-, Massage- und Faszienübungen: Fehlhaltungen, Stress und dauerhaft überlasteten Muskeln verkürzen und können zu schmerzhaften Muskelverhärtungen führen, denn verspannte Muskeln bilden kleine Muskelknötchen, die unter Druck mit Schmerzen reagieren. Diese zu behandeln ist ein sehr wichtiger Teil, um Schmerzen im Genick-, Nacken- und auch Kieferbereich aufzulösen. Durch Massage- und Akupressurübungen können Muskelverhärtungen vermindert und aufgelöst werden. Spezielle Übungen mit einem Faszien- oder Tennis- oder kleinen Noppenball bewirken ebenfalls eine Linderung von Muskelverhärtungen, lösen verklebte Faszien und regen die Durchblutung an. Diese Übungen können an jeder Stelle des Übungsprogramms stehen.

Kräftigungsübungen für die Nackenmuskeln: Eine kräftige Nackenmuskulatur entlastet die Halswirbelsäule. Kräftige Muskeln verspannen und verhärten nicht so leicht und schnell wie schwache. Verkürzte verhärtete Muskeln weisen eine verringerte Dehnfähigkeit und reduzierte Kraftentwicklung auf. Deshalb gilt die Regel: Zuerst lösen, dann kräftigen.

Mobilisationsübungen verbessern die Beweglichkeit der Atlas- und Halswirbelgelenke. Die dazugehörigen Muskeln werden zusätzlich aktiviert. Starre Muskel- und Fasziengewebe machen unbeweglich. Dann fällt beispielsweise schlichtes »Kopf drehen« schwer. Mobilitätsübungen vergrößern den Bewegungsradius wieder und schmieren die Gelenke.

Entspannte Rückenlage: Für alle Übungen in der Rückenlage und besonders auch für die Entspannung in der Rückenlage ist es empfehlenswert, wenn Sie ein kleines Kissen unter den Kopf legen. Die Beine entweder aufstellen (dadurch ist das Kreuz entlastet) oder eine Knierolle unter die ausgestreckten Beine legen. Die Arme liegen entspannt, mit geöffneten Händen, neben dem Körper.

Entspannen und nachspüren

Beenden Sie jedes Übungsprogramm mit einer Entspannungs- und Nachspürphase im Sitzen oder in der bequemen Rückenlage. Entspannung ist die Voraussetzung, um Anspannungen in Muskeln zu lösen. In jeder Stresssituation, auch wenn dies nur Gedanken oder Vorstellungen sind, erhöht sich unwillkürlich die Muskel-

Was Sie vor den Übungen beachten sollten:

- Im Stehen oder Sitzen immer aus einer aufrechten Haltung heraus üben. Je gleichmäßiger die Kontaktflächen zwischen Atlaswirbel und Kopf aufeinanderliegen, umso besser.
- Beginnen Sie jede Halswirbelsäulenbewegung mit einer Verlängerung des Nackens.
- Beim Beugen der Halswirbelsäule immer »in die Länge beugen« (zuerst Nacken längen).
- Achten Sie auf die gesamte Wirbelsäule. Im Stand sind die Füße mit dem Boden verankert, im Sitzen die Sitzbeinknochen mit der Sitzfläche.
- Im Liegen darauf achten, dass das Kinn nicht nach hinten oben zeigt, sondern sich eher sanft in Richtung Brustkorb neigt.
- Wiederholen Sie die Übungen so oft es Ihnen guttut. In der Regel sind 4–8 Wiederholungen angebracht, aber auch 2–4 zeigen schon Wirkung.
- Achten Sie auf die wichtigen Nachspürphasen und lassen Sie den Atem gelöst fließen, auch wenn Sie sich sehr auf eine Übung konzentrieren.
- Um den Auflagedruck des Kopfes auf den obersten Halswirbel zu verringern, sollten Sie sehr häufig und auch vor vielen Mobilisations- und Kräftigungsübungen Muskeln und Faszien im Nackenbereich entspannen, z. B. durch Massage, Akupressur oder (Faszien-)Bälle, oder auch lösen (Tipp 2, Seite 52).

spannung; meistens geschieht dies unbewusst. »Die Angst sitzt uns im Nacken«, »wir kauen an einem Problem herum«, »wir halten den Nacken und den Rücken steif«, »wir halten den Atem an«. Die Kiefer- und Nackenmuskeln müssen allzu oft bei privatem, mentalem oder beruflichem Ärger, bei Ängsten oder ungelösten Problemen als Stressventil herhalten. Zähneknirschen und Kieferpressen gelten als »Notnagel oder Notausgang des Nervensystems«. Häufig werden sogar nachts beim Zähneknirschen die Sorgen, Probleme »durchmahlen« und »durchkaut«. Die Nackenmuskeln müssen dagegenhalten und verspannen ebenfalls. Der Körper bewertet angespannte Kiefer- und Nackenmuskeln immer als Alarmsignal, das eine Schutz- bzw. Anspannungssituation im ganzen Körper auslöst. Der Steinzeitmensch fletschte die Zähne, wenn er einem Feind gegenüberstand. Daraufhin wurde eine Alarmrektion im gesamten Körper ausgelöst. Angespannte Kiefer- und Nackenmuskeln lösen dies immer noch aus, Stresshormone werden aktiviert. Deshalb ist Entspannung so wichtig. Nur so kann die uralte Stressreaktion in unserem Gehirn umprogrammiert werden und Muskelanspannungen können dauerhaft gelöst werden.

Normalerweise sollten sich Spannung und Entspannung die Waage halten. Jedoch häufen sich in unserem Alltag die Anspannungsphasen, während die Entspannungszeiten viel zu kurz kommen. Das Gefühl entspannter Muskeln und gelöster Gelenke ist vielen von uns verloren gegangen. Man hat sich über Jahre hinweg an die angespannten Muskeln gewöhnt. Deshalb ist es am Anfang nicht ganz einfach, die verspannten Muskeln wieder loszulassen. Wir müssen Entspannung erst wieder lernen. Aus diesem Grund sind Entspannungs- und Nachspürphasen so wichtig und Voraussetzung, um Erleichterung im Nacken- und Genickbereich, aber auch in die Kaumuskeln entstehen zu lassen.

Entspannung kann wie ein Muskel trainiert werden und meist ist dieses Training auch zunächst nötig, um auch im Alltagsstress immer wieder zur Ruhe zu kommen. Ein entspannter Geist hat entspannte Muskeln zur Folge. Um Entspannung wieder in sich entstehen zu lassen, müssen wir den »Ruhenerv« (Parasympathikus) aktivieren. In der Regel ist der »Anspannungsnerv« (Sympathikus) in Daueraktion. Diesen Zustand können Sie aber durch Atemübungen verändern und verbessern, denn mit einer entspannenden Atemfrequenz kann der Parasympathikus gestärkt werden.

Zunächst sollte man sich täglich darauf einlassen; gerne auch abends im Bett. Denn die Atemübungen bzw. Atementspannung wirken am besten, wenn sie – wie eine Art Ritual – regelmäßig angewandt werden. Dabei geht es darum, den Atem zu beobachten und ihm wieder mehr Zeit zu lassen. Die Ausatemphase ist die Entspannungsphase. Viele Menschen atmen nur noch kurz, hektisch, schnell und flach. Sie verbleiben in der sogenannten hohen »Stressatmung«. Der Ruhenerv wird aber nur in der »tiefen Atmung« (Zwerchfellatmung) aktiviert.

Nehmen Sie sich immer wieder Zeit für Entspannungs- und Nachspürzeiten, entweder im Sitzen oder Liegen.

Tipp

Um Entspannung wieder zu lernen, eignen sich auch Entspannungs-CDs. Das Hören auf das gesprochene Wort erleichtert das Loslassen von Anspannungen und hilft, die Gedanken »im Zaume« zu halten, sodass man sich über längere Zeit auf Entspannung einlassen kann. Sie können sich hier einfach in die Entspannung sinken lassen. Um wirklich zur inneren Ruhe zu kommen, kann ich Ihnen die CD »Abendentspannung« mit Atementspannungsübungen oder »Kiefer-Entspannung« empfehlen.

Tipps

Zunächst noch **5 Tipps**, die Sie vor den oder während der Übungsprogramme und im Alltag beachten sollten.

Tipp 1: Haltung beim Entspannen und Nachspüren

Beenden Sie jedes Übungsprogramm mit einer Entspannungs- und Nachspürphase im aufrechten, aber entspannten Sitzen oder in der bequemen Rückenlage. Auch nach Übungen ist es vorteilhaft, immer wieder in Ruhe nachzuspüren.

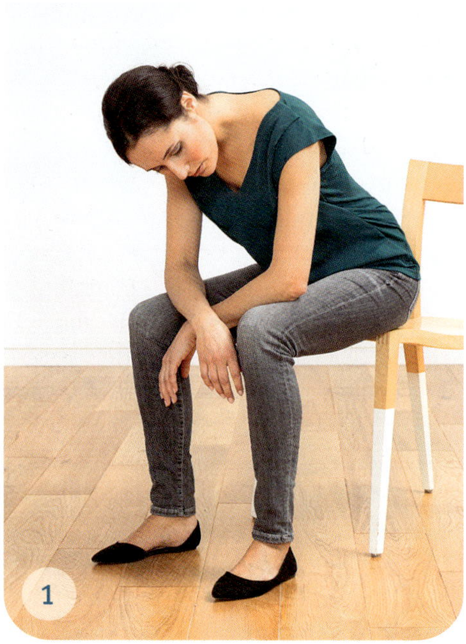

1

Tipp 2: Kopf hängen lassen

Lassen Sie immer wieder zwischendurch (auch im Büro) 20–30 Sekunden oder länger den Kopf mit der Schwerkraft schwer nach unten hängen. Dadurch werden die Kopfgelenke und die Wirbelsäule entlastet. Mittels des Zuges der Schwerkraft können sich Gelenkflächen, die sonst fest aufeinanderliegen und Bereiche blockieren, voneinander entfernen und es entsteht Weite zwischen den Gelenken und in den Bandscheiben. Auch der Druck auf Rückenmark und Nerven wird geringer und die Durchblutung verbessert sich.

Übung 1: Kopf hängen lassen
Setzen Sie sich mit hüftbreit geöffneten Knien auf das vordere Drittel eines Stuhls, beugen Sie den Oberkörper nach vorne und legen Sie die Unterarme auf die Oberschenkel. Lassen Sie den Kopf schwer nach unten hängen und erspüren Sie die Weite in den Halswirbelkörpern und dem Schädelbasisbereich. Lassen Sie den Kopf noch mehr hängen, als es auf dem Foto zu sehen ist. (1)

Übung 2: Entlastungsübung
Setzen Sie sich mit etwas mehr als hüftbreit geöffneten Knien auf das vordere Drittel eines Stuhls und beugen den Oberkörper nach vorne. Die Arme hängen zwischen den Knien nach unten, sodass die Handrücken auf dem Boden ruhen. Übergeben Sie das Gewicht des Kopfes der Schwerkraft und lassen Sie den Kopf

schwer nach unten hängen. Stellen Sie sich vor, wie der Scheitel Ihres Kopfes vom Boden wie von einem Magneten angezogen wird und in den Atlasgelenken (und der Halswirbelsäule) Weite entsteht. Verharren Sie 20–30 Sekunden in dieser Dehnposition und lassen Sie den Atem gelöst fließen. Können Sie beobachten, wie der Einatemstrom Ihren gesamten Rücken weitet? Beim Ausatmen lassen Sie noch mehr Anspannung los.

Diese Übung entlastet nicht nur Nacken und Genick, sondern auch die Lendenwirbelsäule und das Kreuzbein.

Übung 3: Vierfüßlerstand
Begeben Sie sich in den Vierfüßlerstand, also auf Hände und Knie und lassen Sie auch in dieser Position den Kopf schwer hängen. Sie dürfen den Kopf noch mehr hängen lassen als auf dem Foto zu sehen ist. 2

Tipp 3:
Faszienmassage – myofasziale Entspannung

Viele Schmerzen und Gelenkprobleme entstehen aufgrund verkürzter, verhärteter Muskeln und verklebter, verfilzter Faszien. Dies führt zu eingeschränkten Bewegungsmustern. Übungen können dann am besten wirken, wenn diese Verhärtungen gelöst werden. Das Lösen von Faszien lässt im Nacken mehr Raum entstehen. Dies geschieht nicht von jetzt auf gleich. Deshalb rate ich Ihnen, die

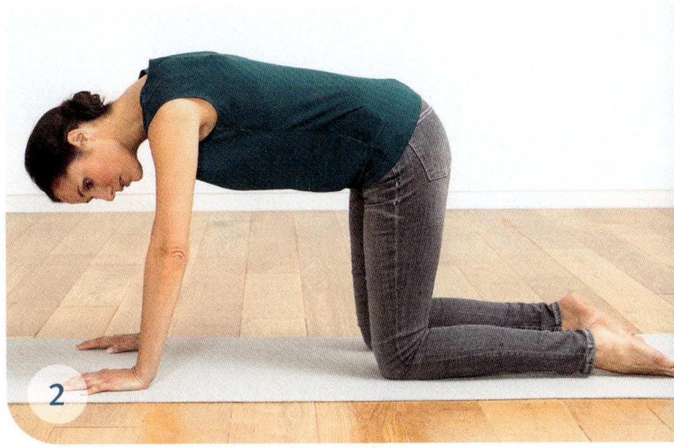
2

Übungen, die ich Ihnen hier vorstelle, immer wieder auch zwischendurch auszuführen.

Hilfreich sind bei diesen Übungen kleine Bälle wie Faszien-, Noppen- oder Tennisbälle. Die Durchblutung wird dadurch noch mehr angeregt, der Nährstofftransport verbessert. Verspannungen nehmen ab; das Gewebe wird mit der Zeit wieder geschmeidiger.

Übung 1: Lösung und Entspannung der Muskeln um den Atlas
Legen Sie sich auf den Boden und stellen Sie die Beine auf. Lassen Sie den Kopf zunächst schwer und auf dem Boden ruhen. Legen Sie dann einen Faszien- oder Tennisball in die Mulde am Hinterkopf, dort, wo die Halswirbelsäule in den Hinterkopf übergeht. Diese Mulde in der Mitte der Schädelbasis ist leicht zu finden. Lassen Sie das Eigengewicht des Kopfes auf den Ball wirken. Ihr Kopf ruht einfach nur auf dem Ball. Lassen Sie alle Anspan-

nungen durch ihn hindurch zum Boden hin abfließen. Arme, Gesicht und auch der Kiefer bleiben dabei ebenfalls ganz entspannt. Bleiben Sie 15–50 Sekunden so liegen und atmen Sie natürlich weiter. Wenn Sie wollen, schließen Sie die Augen und erspüren Sie bewusst den Druckpunkt des Balls an Ihrem Hinterkopf.

Legen Sie dann den Ball zur Seite und legen Sie den Kopf auf dem Boden ab. Nehmen Sie wahr, wie gut der Kopf jetzt aufliegt und die Durchblutung gesteigert ist.

Übung 2: Faszienmassage

Sehr günstig ist es auch, wenn Sie zwei Tennis- oder Faszienbälle nutzen und diese in eine Socke stecken und unter Ihren Kopf legen. Legen Sie beide Bälle rechts und links unter die Schädelbasis zwischen Ohr und Halswirbelsäule. Kleine Info: Legen Sie sich gerne einen sogenannten Duoball zu. Dies sind zwei Bälle, die in der Mitte miteinander verbunden sind. Sie sind etwa 8 Zentimeter groß und ihr Abstand ist perfekt geeignet, um sie in den Schädelbasisbereich zu legen.

Ihre Arme liegen bequem an den Körperseiten (mit den Handflächen nach oben). Die Schultern sind entspannt und nicht hochgezogen. Schieben Sie die Fingerspitzen und die Schultern in Richtung Füße. Lassen Sie das Eigengewicht Ihres Kopfes auf den Bällen wirken. Stellen Sie sich vor, wie Sie alle Anspannung durch die Bälle an den Boden abgeben. Den Atem dabei gelöst fließen lassen. Probieren Sie aus, ob ein zusammengelegtes Handtuch über den Bällen für Sie angenehmer ist. Bleiben Sie 15–30 Sekunden liegen, wenn Sie dies gut aushalten können. Legen Sie dann die Bälle zur Seite und spüren nach. Sie werden sicher wahrnehmen, wie sich die Durchblutung in diesem Bereich verbessert hat und sich das Gewebe gelöster anfühlt.

Tipp: Auch sehr angenehm: Legen Sie einen halb aufgeblasenen Redondo Ball unter das Becken.

Übung 3: Dehnung und Massage der tiefen Nackenmuskeln

Legen Sie sich auf den Boden und stellen Sie die Beine auf. Lassen Sie den Kopf zunächst schwer und auf dem Boden ruhen. Legen Sie einen Ball in die Mitte der Schädelbasis (wie bei Übung 1, Seite 53) oder zwei Bälle (oder einen Duoball) zwischen Ohren und Halswirbelsäule (wie bei Übung 2, Seite 54). Lassen Sie den Kopf zunächst 10–30 Sekunden auf dem Ball ruhen und geben Sie das Gewicht des Kopfes an den Ball/die Bälle ab. Führen Sie dann kleine, sehr langsame Nickbewegungen aus. Erspüren Sie dabei die Dehnung der kleinen Muskeln im Schädelbasisbereich. Die Halsbeuger werden gleichzeitig gekräftigt. Abschließend den Hinterkopf wieder bequem auf dem Boden ablegen und der Übung nachspüren.

Übung 4: Mini-Drehungen
Legen Sie sich auf den Boden und stellen Sie die Beine auf. Lassen Sie den Kopf zunächst schwer und auf dem Boden ruhen. Legen Sie einen Ball in die Mitte der Schädelbasis oder zwei Bälle zwischen Ohren und Halswirbelsäule. Nun drehen Sie den Kopf über dem Ball/den Bällen in Mini-Drehungen nach rechts und links und massieren dadurch die tiefen Nackenmuskeln um den Atlas. Danach den Hinterkopf wieder bequem auf dem Boden ablegen und der Übung nachspüren.

Übung 5: Lösung und Entspannung der Schultermuskeln und -faszien
Legen Sie sich auf den Boden und stellen die Beine auf. Legen Sie je einen Ball unter die rechte und linke Schulter. (Legen Sie mit der rechten Hand den Ball unter die linke Schulter und umgekehrt.) Legen Sie dann die Arme bequem an den Körperseiten mit den Handflächen nach oben ab. Lassen Sie das Eigengewicht der Schultern auf den Bällen wirken und alle Anspannungen nach unten wegfließen. Bleiben Sie 30–60 Sekunden liegen und legen Sie dann die Bälle zur Seite. Wie fühlt sich der Schulterbereich jetzt an? Nehmen Sie sich für das Nachspüren Zeit, bevor Sie die Übung wiederholen. 3

Übung 6: Lösung und Entspannung der Schultermuskeln und -faszien im Stand
Stellen Sie sich mit leicht gebeugten Knien vor eine Wand und legen Sie einen Ball zwischen oberen Rücken und Wand, seitlich der Wirbelsäule. Dann die Knie beugen und strecken. Somit wandert der Ball neben Ihrer Wirbeläule nach oben und unten und massiert diesen Bereich. Legen Sie den Ball dann an die andere Seite der Wirbelsäule und massieren Sie auch diesen Bereich. Alternativ können Sie auch mit zwei Bällen gleichzeitig massieren: Legen Sie je einen Ball rechts und einen links neben die Wirbelsäule.

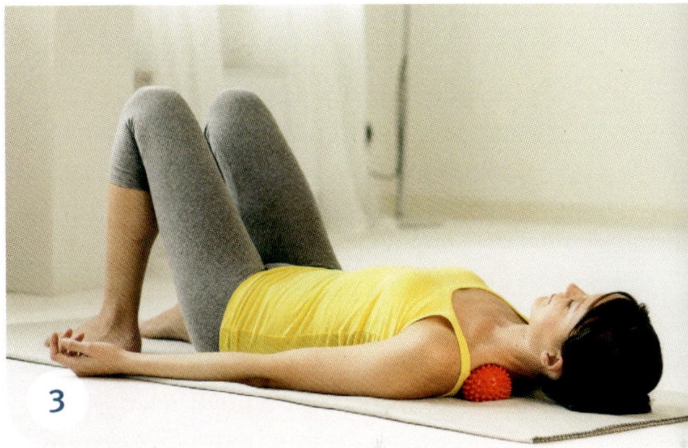
3

Übung 7: Nackenmassage im Stand
Stellen Sie sich mit dem Rücken und leicht gebeugten Knien an eine Wand. Legen Sie einen Ball in die Kuhle am Hinterkopf, sodass er an der Wand festgeklemmt wird. Machen Sie kleine Ja- oder Nein-Bewegungen oder beugen und strecken Sie die Knie ein wenig. Die Übung im Stehen können Sie jederzeit, fast überall machen.

Tipp 4: Entspannung mit Vorstellungsbild

Entspannung des Körpers, der Muskeln und auch des Geistes (der Gedanken) fällt oft leichter, wenn man sich auf ein inneres Bild einlässt und dieses in sich wirken lässt. Das innere Bild, das Entspannung erleichtert und intensiviert, das ich Ihnen im Folgenden vorstelle, können Sie immer wieder praktizieren. Sie müssen sich nur willentlich darauf einlassen, mitspüren und sich Zeit zum »Loslassen« geben. Je häufiger Sie diese Entspannung in Ihren Alltag einbauen, umso schneller werden Sie Entspannung erreichen – abends im Bett erleichtert dieses Vorstellungsbild das Einschlafen.

Der Abdruck meines Körpers

Legen Sie sich bequem auf den Boden. Wenn Sie wollen, legen Sie ein kleines Kissen unter den Kopf und evtl. eine Knierolle unter die Knie. Stellen Sie sich nun vor, Sie liegen am Strand. Der Sand unter Ihnen ist warm und weich. Sie liegen unter einer Palme und die Sonnenstrahlen erreichen Sie in angenehmer Weise. Lassen Sie alle Anspannung in Ihrem Körper los. Stellen Sie sich vor, welchen Körperabdruck Ihr Körper im Sand hinterlässt. Wie liegen die Beine auf? Wie das Gesäß? Wo liegt Ihr Rücken auf? Können Sie beide Schulterblätter im Sand erspüren? Können Sie die Schultern und den Schultergürtel noch mehr in den Sand sinken lassen? Wie liegt Ihr Kopf auf? Welche Stelle des Hinterkopfes berührt den Boden? Wie fühlt sich Ihr Nacken an? Wie viel Platz empfinden Sie zwischen der Halswirbelsäule und dem Sand? Lassen Sie die Halswirbelsäule schwer nach unten, in den warmen weichen Sand sinken. Auch die Kiefer sind dabei entspannt und gelöst. Die Lippen liegen weich aufeinander. Alle Gesichtsmuskeln sind gelöst.

Mit der Zeit haben Sie das Gefühl, dass Ihr Körper auseinanderfließt und weiter und weiter wird. Genießen Sie die Wärme um sich herum und lassen Sie alle Anspannung wegfließen. Der Atem fließt dabei langsam und gelöst durch Ihren Körper hindurch. Mit jeder Ausatmung können Sie noch mehr Spannung abgeben.

Tipp 5: Tiefe Bauchatmung mit Vagus-Meditation

»Ziel der Atem-Entspannung ist es, den eigenen natürlichen Atemrhythmus wiederzufinden und alle Atemräume zu nutzen ... Entspannung funktioniert durch LOSLASSEN, nicht durch Machen und Kontrolle.« (Heike Höfler in Atementspannung, TRIAS Verlag)

Eine Vagus-Meditation ist deshalb sehr wertvoll, weil dadurch Körper, Geist und Seele zur Ruhe kommen. Eine Vagus-Atlas-Meditation ist eine Soforthilfe bei Atlas-, Genickproblemen, knirschendem Kiefer, flacher Atmung und jeglichen Verspannungen. Nicht nur die Muskeln

»lernen« endlich wieder zu entspannen, sondern auch Herzschlag, Atmung und die Tätigkeit der inneren Organe kommen dabei zur Ruhe und erholen sich.

Wirkungen der Vagus-Meditation:

- Der Vagusnerv trägt in Sekunden das Entspannungssignal zu allen inneren Organen und lässt Psyche und Geist zur Ruhe kommen.
- Blutdruck und Herzfrequenz sinken.
- Atemvertiefung und Absenkung der Atemfrequenz (Wechsel von Brust- zu tiefer Bauchatmung).
- Die Verdauung wird angeregt.
- Die Muskelspannung sinkt; schmerzhafte Verspannungen lösen sich.

Wichtig zu wissen: Der Atem ist der Königsweg zur Entspannung. Die meisten Menschen haben ihren »natürlichen Atemrhythmus« verloren. Sie atmen im Alltag schnell, flach, kurz und oberflächlich. Dies passt zu unserer schnelllebigen, leistungsorientierten Zeit. Muße, nichts tun, »einfach nur sein« fällt uns schwerer als handeln, arbeiten, aktiv sein. Jedoch kann der Vagusnerv nur dann seine ausgleichende, erholende Wirkung entfalten, wenn wir dem Atem wieder Zeit geben, sich auszubreiten. Nur der langsame, tiefe Atem führt in die Entspannung und stimuliert den Ruhenerv. Er ist ein Zeichen für das Gehirn, dass keine Gefahr besteht (keine Alarmbereitschaft). Die tiefe Bauchatmung ist dabei entscheidend. Dann kann auch die übermäßige Muskelspannung, z. B. im Atlasbereich, in den Schulter-, Nacken- und auch Kaumuskeln abflachen. Bei der Atmung ist die Ausatemphase die wichtige Entspannungsphase; genau die, die im normalen täglichen Leben viel zu kurz kommt. In der Ausatmung können wir loslassen und entspannen. Im Ausatmen können wir »wieder zu Atem kommen«. Körper, Geist und Seele kommen zur Ruhe und wir tanken auf.

Übrigens: Die Herzfrequenz ist an den Atem gekoppelt. Eine langsame, ruhige Atmung verlangsamt auch den Herzschlag und harmonisiert den Blutdruck.

Um innere Anspannungen zu lösen, reichen oftmals schon zwei, drei Minuten der Bauchatmung aus. Wenn Sie sich aber einmal länger etwas Zeit nehmen wollen, um Stressreaktionen herunterzufahren und Körper, Geist und Seele zu entspannen, hilft Ihnen die nachfolgende Vagus-Atlas-Meditation. Sie können Sie überall ausführen, z. B. als Pause im Alltag, zwischen verschiedenen Tätigkeiten oder Besprechungen oder auch kurz vor dem Einschlafen im Bett. Ich beschreibe die Meditation in der Rückenlage, da es am Anfang im Liegen leichterfällt, zu entspannen. Aber auch im Sitzen können Sie sich nach etwas Übung entspannen und den Ruhe- bzw. Selbstheilungsnerv stimulieren.

Die Vagus-Atmung

Die »Vagus-Atmung«, bei der dieser Ruhenerv aktiviert wird, ist eine »tiefe

Atmung« zum Bauch hinab. Dies ist auch die »natürliche Atmung«. Jedes Baby atmet automatisch »zum Bauch« und mit dem Zwerchfell.

Atem in der Vagus-Meditation oder in Entspannungsphasen: Atmen Sie langsam durch die Nase ein. Lassen Sie dann den Atem langsam und lange durch die Nase oder die weich geöffneten Lippen ausströmen. Stellen Sie sich während der Atmung vor, wie der Atem in die Tiefe zum Bauch hinabfließt, wie der Bauch sich beim Einatmen hebt und beim Ausatmen wieder gelöst zurückschwingt. Wenn Sie wollen, stellen Sie sich einen schlafenden, auf dem Rücken liegenden Bär vor. Sein Bauch bewegt sich rhythmisch auf und ab.

Im Alltag wirken auch Summen, Schnurren, Seufzen und Lachen stimulierend auf den Vagus.

Vagus-Meditation

Am besten sprechen Sie die nachfolgende Anleitung als Sprachmemo auf, sodass Sie sich dann ganz entspannt hinlegen und Ihrer eigenen Stimme lauschen können.

Legen Sie sich bequem auf den Rücken und, wenn Sie wollen, unterlagern Sie den Kopf mit einem kleinen Kissen und die Knie mit einer Rolle oder Decke. Oder stellen Sie die Beine auf, wenn Ihnen das angenehmer ist. (Diesen Absatz nicht einsprechen.)

Genießen Sie die bequeme Rückenlage, bei der Ihr Körper gut und schwer aufliegt …

- Wenn Sie wollen, schließen Sie die Augen …
- Nehmen Sie Ihren Atem wahr ... wie er kommt und geht … kommt und geht …
- Lassen Sie den Atem natürlich fließen … überallhin … durch Ihren gesamten Körper … zu jeder Ihrer Zellen … jede Ihrer Zellen atmet …
- Der Atem strömt durch die Nase ein … und langsam durch die Nase oder die Lippen aus …
- Die Ausatmung geschieht langsam, weich und voller Ruhe …
- Sie signalisiert dem Gehirn RUHE … ERHOLUNG … »Ich kann jetzt loslassen.«
- Stellen Sie sich beim Ausatmen ein Laubblatt vor, das vom Wind getragen wird und langsam zu Boden sinkt … dabei fällt alle Anspannung von Ihnen ab …
- Mit jeder Ausatmung sinkt das Blatt tiefer und tiefer … und immer mehr Anspannung fällt ab …
- Können Sie wahrnehmen, wie sich der Bauch beim Einatmen hebt … und beim Ausatmen wieder sanft zurückschwingt? …
- Ausatmen heißt loslassen … entspannen … Erholung … Regeneration …
- Wie liegt Ihr Körper auf der Unterlage?
- Erspüren Sie Ihre Fersen … Knie … Beine … und das Becken … und lassen Sie alle Anspannung aus Ihnen in den

Boden fließen … lassen Sie mit jeder Ausatmung noch mehr los …

- Wie fühlen sich Ihr Rücken und die Schultern an? … Lassen Sie alle Anspannung im gesamten Rücken- und Schulterbereich ganz los …
- Auch die Arme sind schwer und entspannt …
- Stellen Sie sich vor, dass Becken, … Rücken … und Schultern … mit dem Boden verwurzelt sind … Mit jeder Ausatmung lassen Sie alle Anspannung durch die Wurzeln in den Boden strömen.
- Auch die Halswirbelsäule darf sich dem Boden nähern … der Nacken ist dabei lang …
- Nehmen Sie die Auflagefläche Ihres Kopfes wahr … Wo und wie liegt Ihr Hinterkopf auf? …
- Lassen Sie sein Gewicht einfach los … und spüren Sie, wie er von der Unterlage getragen wird …
- Mit jeder Ausatmung lassen Sie noch mehr los …
- Können Sie im Genick- bzw. Schädelbasisbereich Weite … Länge … und Freiheit wahrnehmen?
- Machen Sie nun einige Male eine minimale Nickbewegung, um die Atlasgelenke zu öffnen … zu lösen … und zu erfühlen … auch der Kiefer … und die Gesichtsmuskeln sind dabei ganz entspannt …
- Können Sie wahrnehmen, wie der obere Nackenbereich noch weiter und gelöster wird?
- Lassen Sie dann den Kopf wieder schwer aufliegen und spüren Sie der Bewegung nach …
- Ziehen Sie nun das Kinn leicht an und kommen jetzt in eine kleine Ja- bzw. Nein-Bewegung … schaukeln Sie den Kopf aus den Atlasgelenken ein wenig hin und her … und lassen Sie ihn dann wieder ruhig auf der Unterlage aufliegen …
- Wie fühlt sich der obere Nackenbereich mit den Atlasgelenken jetzt an?
- Stellen Sie sich die Atlasgelenke wie zwei kleine Sonnen vor, die überallhin strahlen … und Anspannungen zum Schmelzen bringen …
- Nacken, Gesicht und Kiefer sind gelöst … der Vagusnerv vor dem Atlas hat Platz und kann sich frei entfalten …
- Die gesamte Wirbelsäule, vom Steißbein bis zum Nacken, ist lang und weit …
- Und Sie spüren, wie es überall in Ihnen atmet …

1. Übungsprogramm: Entspannungs- und Mobilisationsübungen mit Redondo Ball

Das 1. Übungsprogramm soll vor allem ein entspannendes, Anspannungen lösendes und den Atlas mobilisierendes Übungsprogramm sein. Hierfür eignet sich hervorragend der weiche, faltbare Redondo Ball, den man auch als Pilates-Ball kennt. Für knappe 10 Euro können Sie ihn erwerben und er kann überallhin mitgenommen werden, denn Sie können ihn ganz leicht aufblasen und die Luft wieder rauslassen. Dieser weiche luftgefüllte Ball eignet sich hervorragend für Atlas- und Nackenübungen, schon allein die Lage des Kopfes auf dem Ball ist ideal und angenehm. Der Durchmesser des Balls soll zwischen 22 und 26 Zentimeter liegen.

Wenn Sie keinen Redondo Ball haben und kaufen möchten, können Sie auch einen Luftballon nehmen, diesen nicht ganz aufblasen und zuknoten. Probieren Sie aus, wie viel Luft im Ball bzw. Luftballon für Sie angenehm ist.

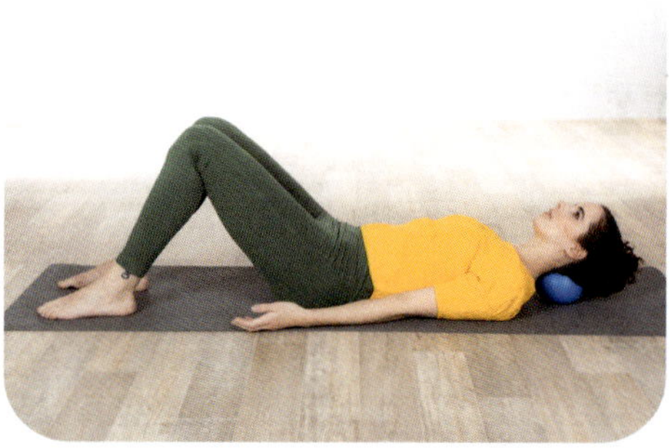

Nackenmuskeln und Atlas entspannen (S. 62)

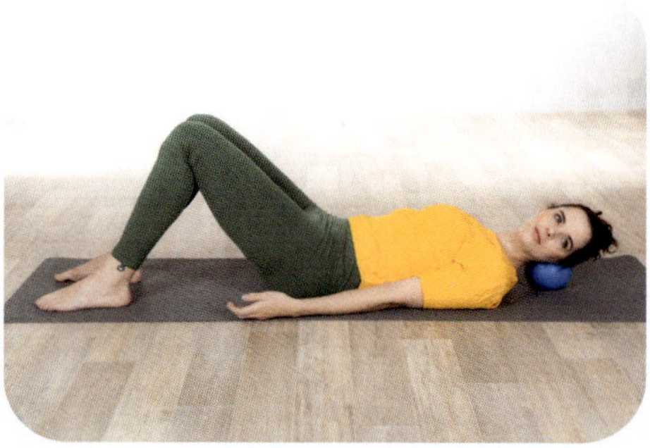

Seitliche Nackenmuskeln dehnen (S. 62)

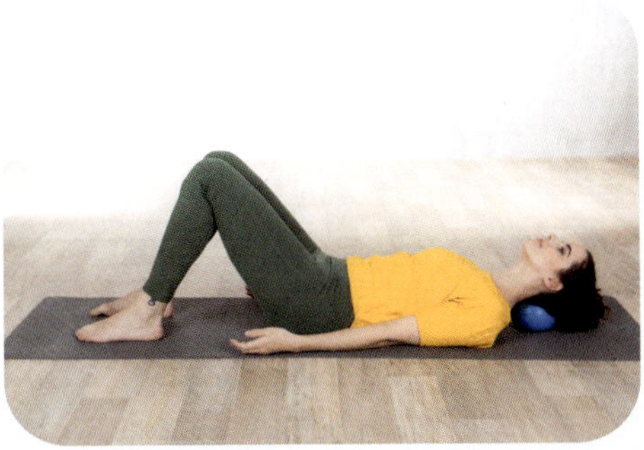

▲ Atlasgelenke mobilisieren und lösen (S. 64)

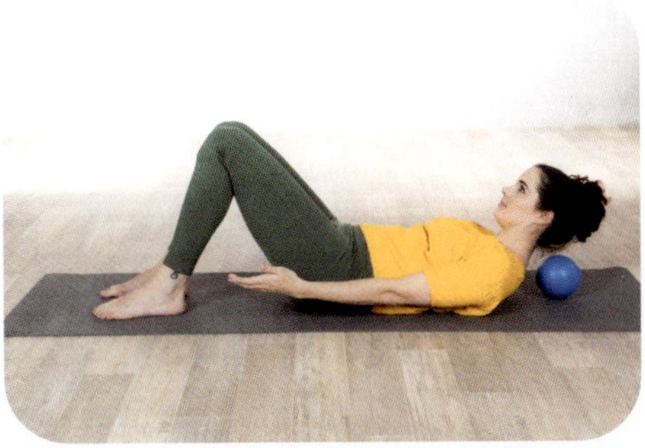

▲ Steißbein bis Atlas dehnen (S. 66)

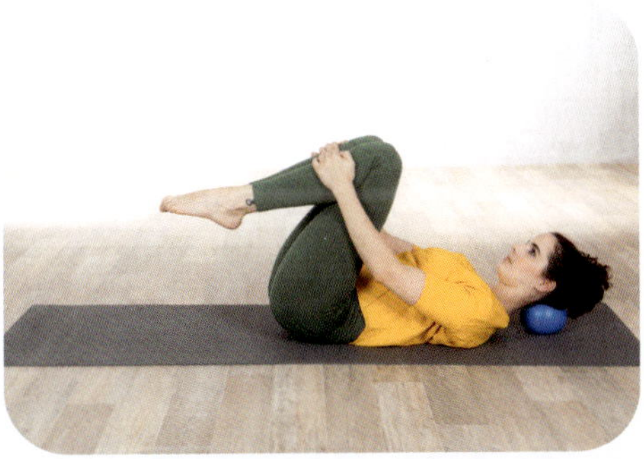

▲ Wirbelsäule dehnen und Halsbeuger kräftigen (S. 66)

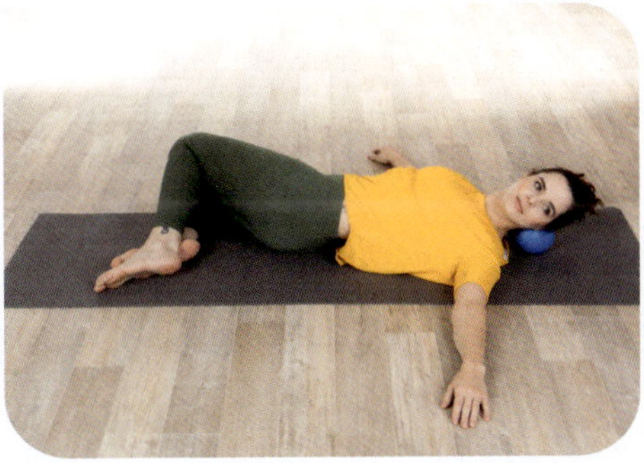

▲ Wirbelsäule dehnen und drehen (S. 68)

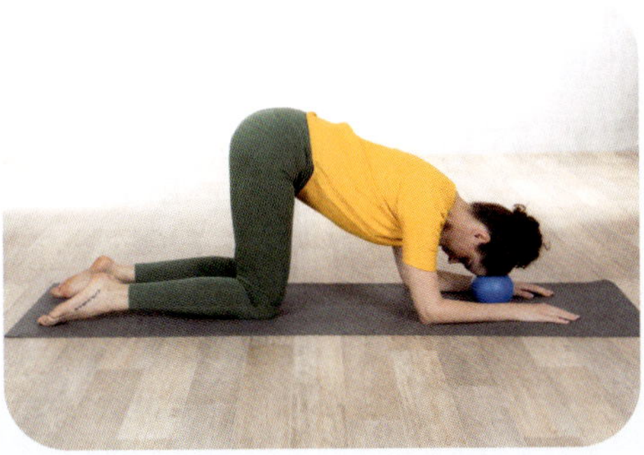

▲ Wirbelsäule entlasten und Atlasgelenke mobilisieren (S. 68)

Nackenmuskeln und Atlas entspannen

Diese Übung ist eine Basisübung. Legen Sie sich in Rückenlage auf den Boden und stellen Sie die Beine auf. Platzieren Sie einen weichen Ball unter Ihrem Kopf, sodass der Schädelbasisbereich darauf liegt. Die Nasenspitze zeigt nach oben; keinesfalls überstreckt nach hinten. Ihre Arme liegen bequem an den Körperseiten mit den Handflächen nach oben. Die Schultern sind entspannt und nicht hochgezogen. 1

Lassen Sie den Kopf schwer auf dem Ball ruhen und spüren Sie, wie alle Anspannung im Nackenbereich wegfließt. Stellen Sie sich vor, wie der gesamte Schädelbasis- und obere Nackenbereich in den Ball hinein sinkt. Geben Sie das Gewicht des Kopfes ganz an den Ball ab. Der Ball erleichtert Ihnen das Loslassen, sodass Ihr Kopf sich mit der Zeit leicht und »schwebend« anfühlt. Nehmen Sie wahr, wie der Nacken lang wird, wenn das Kinn nach unten in Richtung Boden sinkt. Dabei öffnen sich die oberen Kopfgelenke.

In Rückenlage können die Nackenmuskeln entspannen und die Halswirbelsäule ist entlastet. Lassen Sie den Atem gelöst fließen und nehmen Sie sich einfach Zeit für die Entspannung dieser sonst so angespannten Körperpartien. Verweilen Sie in dieser Entspannung mindestens 2–5 Minuten.

Seitliche Nackenmuskeln dehnen

Legen Sie sich mit aufgestellten Beinen auf den Rücken und lagern Sie den Kopf auf dem weichen Redondo Ball. Die Arme liegen entspannt neben dem Körper und der Atem fließt frei und natürlich.

Drehen Sie jetzt den Kopf – so weit wie es Ihnen (schmerzfrei) möglich ist – nach links und lassen Sie ihn 15–30 Sekunden in dieser Position. Konzentrieren Sie sich auf die Dehnung rechts im Schädelbasisbereich und atmen Sie natürlich weiter. 2

Danach drehen Sie den Kopf zurück in die Mitte, lassen ihn entspannt auf dem Ball liegen und spüren Sie nach.

Drehen Sie den Kopf dann nach rechts und dehnen Sie die linken Nackenmuskeln. Üben Sie wechselseitig und machen Sie je Seite 4–6 Bewegungen.

Variante 1: Gehen Sie wie oben beschrieben vor, jedoch führen Sie in der Drehposition eine kleine, langsame Nickbewegung aus. Achten Sie darauf, Ihre Schultern dabei nicht nach oben zu ziehen. 3

Variante 2: Gehen Sie auch hier wie oben beschrieben vor, führen Sie nun aber eine **kleine** Nein-Bewegung aus.

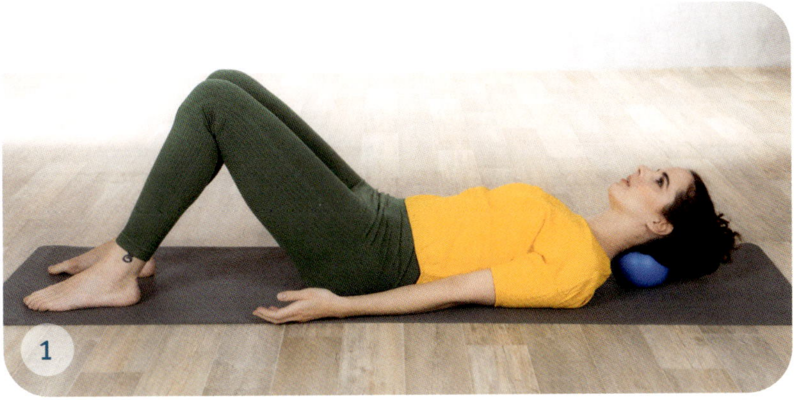

1

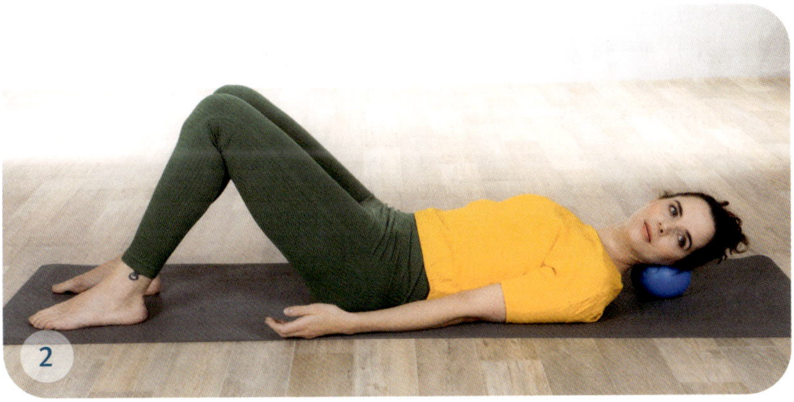

2

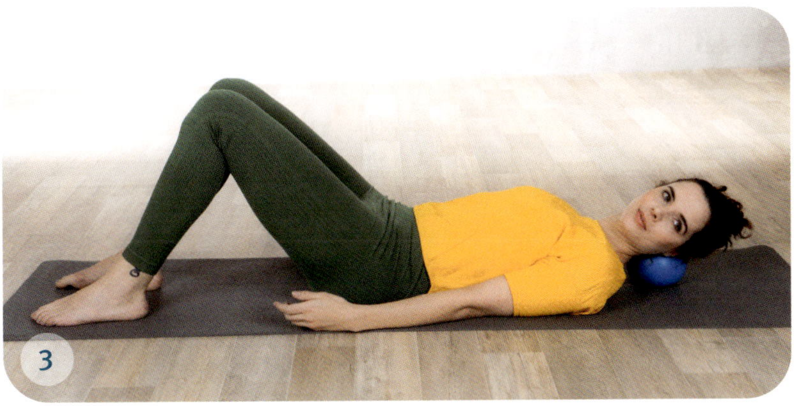

3

Atlasgelenke mobilisieren und lösen

Aus der entspannten Haltung heraus, bei der der Kopf auf einem Ball abgelegt ist, machen Sie ganz kleine Nickbewegungen. Achten Sie auf Ihre Schultern und lassen Sie sie entspannt liegen. Die Schultern ziehen eher in Richtung Gesäß; nicht zu den Ohren. Lassen Sie den Kopf auf dem Ball ruhen (nicht anheben) und erspüren Sie die Bewegung in den Atlasgelenken. Empfinden Sie das als angenehm? Bleiben Sie in Gesicht und Kiefer ganz entspannt.

Führen Sie nun mit dem Kopf kleine Nickbewegungen nach oben und unten aus. ❶ Nach 20–30 Bewegungen lassen Sie den Kopf auf dem Ball ruhen und spüren der Übung entspannt nach.

Variante 1: Weiten Sie die Nickbewegungen aus und machen Sie sie größer, aber sehr langsam. ❷ Erspüren Sie den Atlasbereich. Wenn Sie das Kinn sinken lassen oder leicht in Richtung Brustbein ziehen, können Sie im Nacken eine angenehme Dehnung spüren.

Variante 2: Machen Sie jetzt minimale Nein-Bewegungen von links nach rechts. ❸

Variante 3: Kreisen Sie den Kopf auf dem Ball und stellen Sie sich ein Zifferblatt unter Ihrem Kopf vor. Kreisen Sie zuerst einige Male in die eine, dann in die andere Richtung. Sie können sich auch vorstellen, mit der Nasenspitze Kreise zu malen.

Variante 4: Kreisen Sie den Kopf in einer liegenden Acht; zuerst in eine, dann in die andere Richtung. Sie können sich vorstellen, die Acht mit der Nasenspitze zu schreiben.

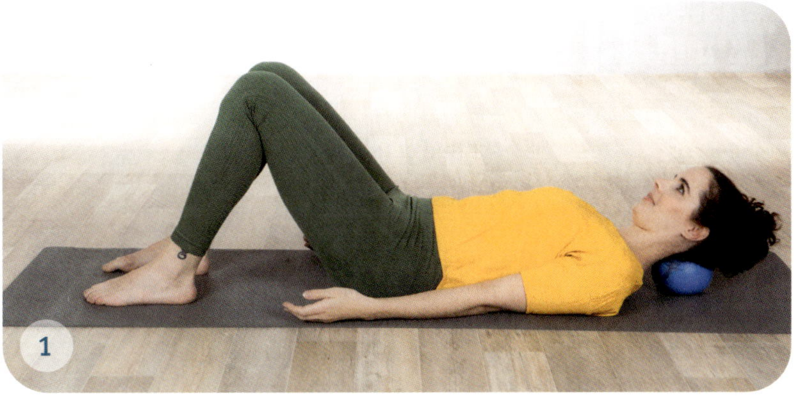

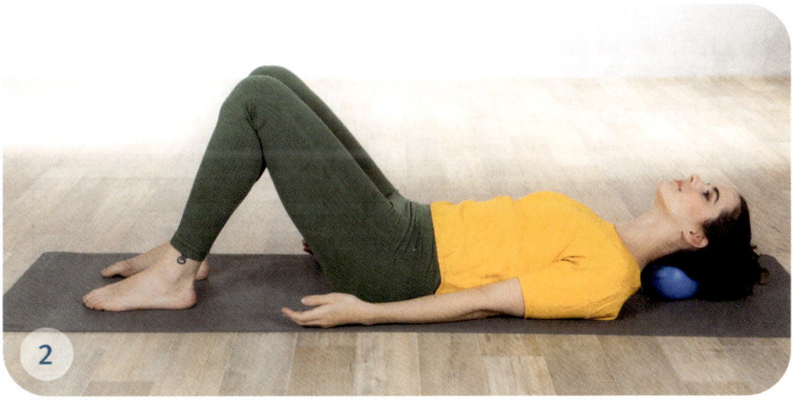

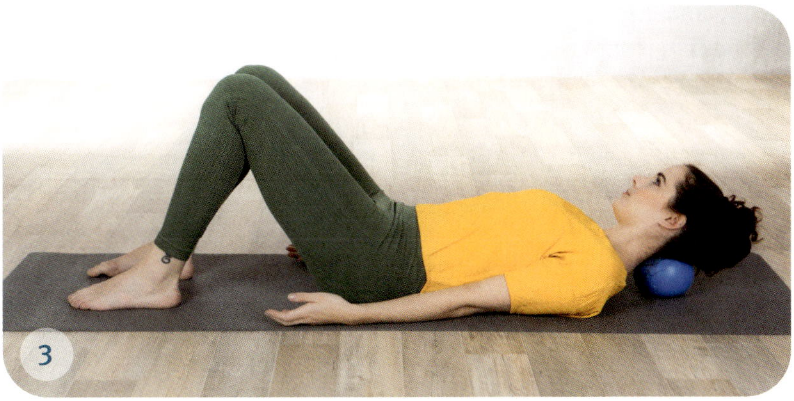

Steißbein bis Atlas dehnen

Es ist immer wieder günstig, eine Übung zu machen, die den ganzen Körper mit einbezieht. Die gesamte Wirbelsäule ist eine Einheit. Alle Muskeln arbeiten zusammen.

Legen Sie sich mit aufgestellten Beinen auf den Rücken und lagern Sie den Kopf auf einem weichen Redondo Ball. Die Arme liegen entspannt neben dem Körper und der Atem fließt frei und natürlich. Machen Sie den Nacken und die gesamte Wirbelsäule lang. Atmen Sie in dieser entspannten Position ein.

Atmen Sie dann langsam durch den Mund aus, indem Sie die Luft durch die weich geöffneten Lippen ausströmen lassen. Dabei drücken Sie die Fersen in den Boden, heben Arme und Kopf ein wenig an und spannen Bauch- und Beckenbodenmuskeln an (Nabel nach innen, Schambein nach oben ziehen). Das Kinn leicht ranziehen und dadurch die tiefen Halsbeugemuskeln anspannen. Die Fingerspitzen und Schultern ziehen dabei in Richtung Fersen. (1) Einatmend wieder locker in die Ausgangsposition zurückkehren.

Variante: Bleiben Sie in der angehobenen Position 2–4 Atemzüge. Dann entspannt zurückliegen und nachspüren.

Wirbelsäule dehnen und Halsbeuger kräftigen

Legen Sie sich mit aufgestellten Beinen auf den Rücken und lagern Sie den Kopf auf einem weichen Redondo Ball. Die Arme liegen entspannt neben dem Körper und der Atem fließt frei und natürlich.

Ziehen Sie dann beide Knie hüftbreit zum Brustkorb und umfassen Sie die Schienbeine knapp unterhalb der Knie, um einen leichten Druck auszuüben. Ziehen Sie das Kinn in Richtung Brustkorb, während der Kopf weiterhin auf dem Ball liegen bleibt. Der Kiefer bleibt dabei entspannt und die Schultern ziehen von den Ohren weg in Richtung Gesäß. Bleiben Sie 2–4 Atemzüge lang in dieser Dehnposition. (2)

Danach kehren Sie in die Ausgangsposition zurück und spüren entspannt nach. Wie fühlt sich Ihre gesamte Wirbelsäule und der Atlasbereich jetzt an?

Variante: Gehen Sie wie oben beschrieben vor, jedoch heben Sie jetzt den Kopf ein wenig an, wenn Sie die Knie an den Oberkörper heranziehen. Die Stirn geht dabei zu den Knien. Dies verstärkt die Dehnung und kräftigt die Halsbeuger. (3)

Tipp: Falls Sie Knieprobleme haben, können Sie die Hände auch in die Kniekehlen legen, statt die Schienbeine zu umfassen.

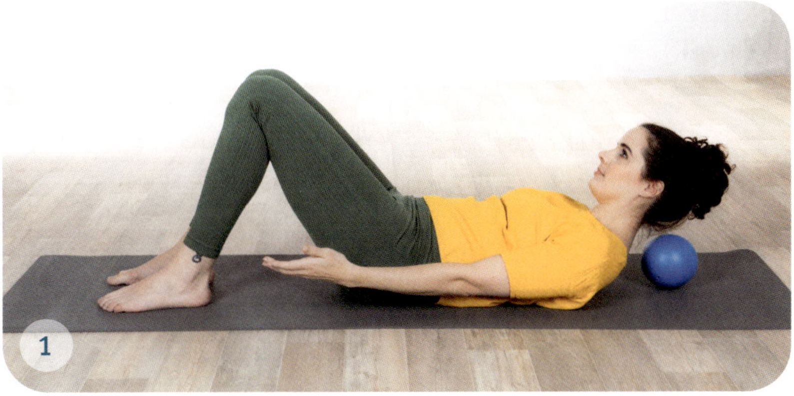
1

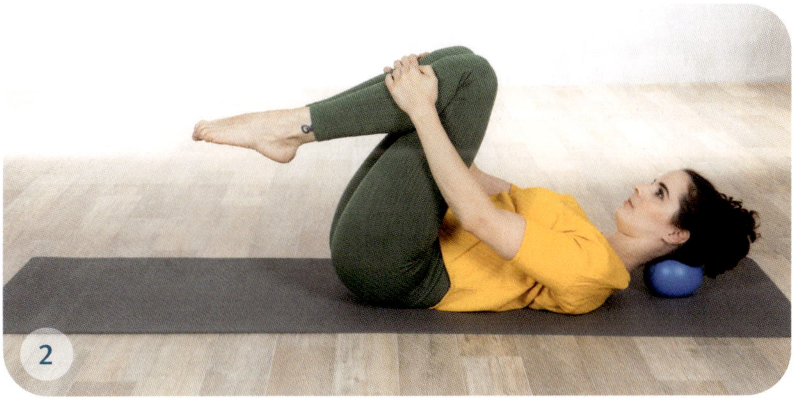
2

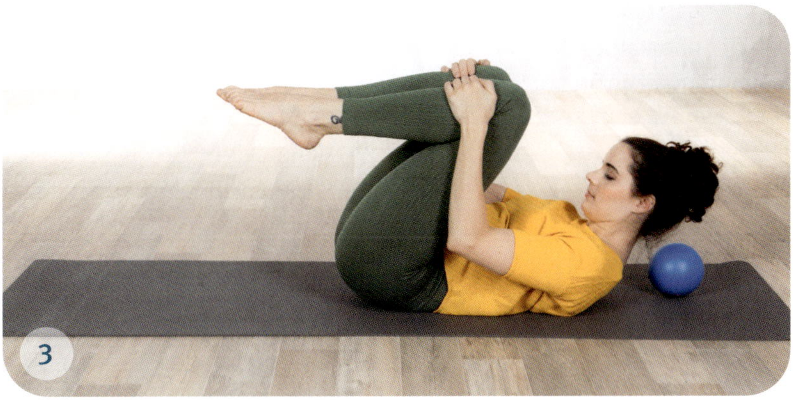
3

Wirbelsäule dehnen und drehen

Legen Sie sich mit aufgestellten Beinen auf den Rücken und lagern Sie den Kopf auf einem weichen Redondo Ball. Die Arme liegen entspannt neben dem Körper und der Atem fließt frei und natürlich.

Breiten Sie nun die Arme seitlich im rechten Winkel aus und kippen Sie beide Knie zur rechten Seite. Der Kopf wird nach links gedreht. Die Knie werden vom Boden wie von einem Magneten angezogen, der Kopf ist weit gedreht. Bleiben Sie in dieser gedrehten Dehnposition 20–30 Sekunden oder länger und lassen Sie den Atem zur gesamten Wirbelsäule hin fließen. 1

Kommen Sie mit den Knien wieder zurück in die aufgestellte Position und spüren Sie nach. Lassen Sie die Knie dann nach links fallen.

Variante: In der oben beschriebenen Endstellung mit den zur Seite gekippten Knien führen Sie mit dem Kopf 15–30 kleine Nickbewegungen aus.

Wirbelsäule entlasten und Altasgelenke mobilisieren

Begeben Sie sich in den Vierfüßlerstand, also auf Hände und Knie. Die Knie sind hüftbreit geöffnet und stehen unter den Hüftgelenken. Die Hände stehen unter den Schultern.

Begeben Sie sich dann in den Unterarmstütz und legen die Stirn so auf den Ball, dass Rücken und Hinterkopf eine Linie bilden. Drücken Sie die Stirn mit leichtem Druck in den Ball und ziehen Sie dabei das Kinn in Richtung Brustbein. Halten Sie diese Dehnposition einige Atemzüge lang und erspüren Sie die Weite im Atlasbereich. 2

Variante 1: Führen Sie in dieser Position dann 20–30 kleine Nickbewegungen aus. Betonen Sie das Herziehen des Kinns.

Variante 2: Schaukeln Sie den Kopf in fließenden Bewegungen nach rechts und links.

Variante 3: Legen Sie den Kopf abwechselnd mit der rechten und linken Seite auf den Ball und drücken Sie ausatmend den Kopf nach unten. Einatmend die obere Stirn wieder gelöst auf den Ball legen.

Variante 4: Legen Sie den Kopf mit einer Schläfenseite auf den Ball und bleiben Sie in dieser Dehnposition 15–30 Sekunden, dann die Seite wechseln. 3

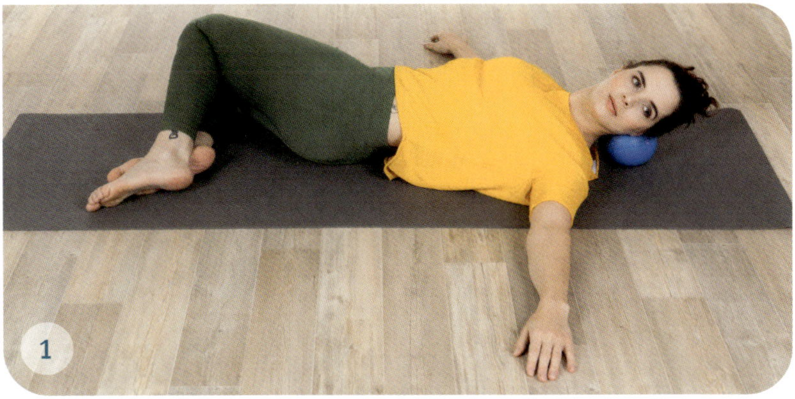

1

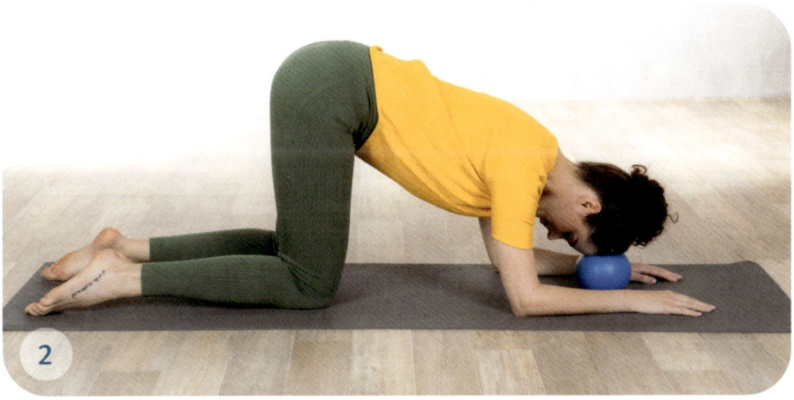

2

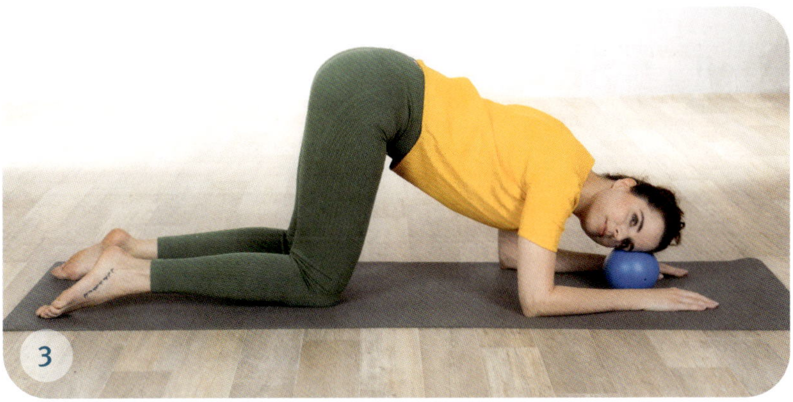

3

2. Übungsprogramm:

Rumpf- und Nackenmuskulatur kräftigen, Faszienmassage

Bei diesem Übungsprogramm stärken Sie zunächst die fast immer zu schwachen Schulterblattmuskeln. Diese kommen im Alltag durch sitzende und einseitige Tätigkeiten oft zu kurz. Schwache Schulterblattmuskeln führen dann oftmals zu Nackenverspannungen und -schmerzen. Sind die Muskeln jedoch kräftig, stabilisieren sie den oberen Rücken und die Halswirbelsäule, die mit dem obersten Wirbel den (schweren) Kopf tragen und ausbalancieren muss.

Anschließend werden die verspannten Schultermuskeln und -faszien im oberen und hinteren Nackenbereich durch Massage -und Ballübungen gelöst und von Verklebungen befreit. Die 5. Übung (S. 76) lädt Sie ein, das Gehirn auf entspannte, gelöste Schultern einzustellen und umzuprogrammieren, und am Ende des Übungsprogramms sind Entspannung und Wohlfühlen angesagt.

Tipp: Erspüren Sie im Alltag – egal ob beim Spazieren gehen, einkaufen oder beim Anstehen – immer wieder, wie Ihre Schulterblätter nach unten in Ihre Gesäßtaschen ziehen und die Kopf-Krone nach oben zieht.

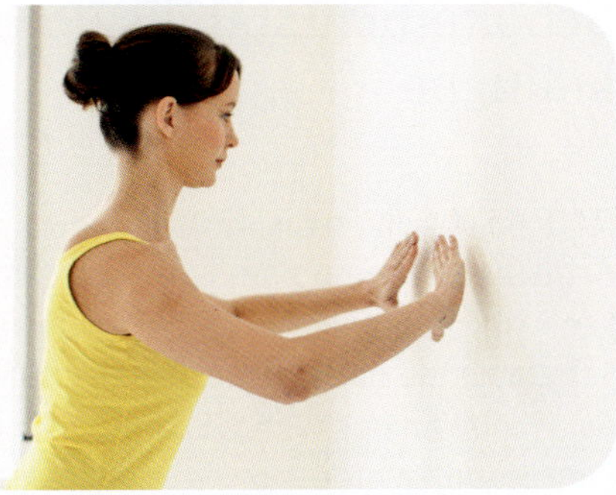

Ganzkörperspannungsübung Stoffwechselübung (S. 72)

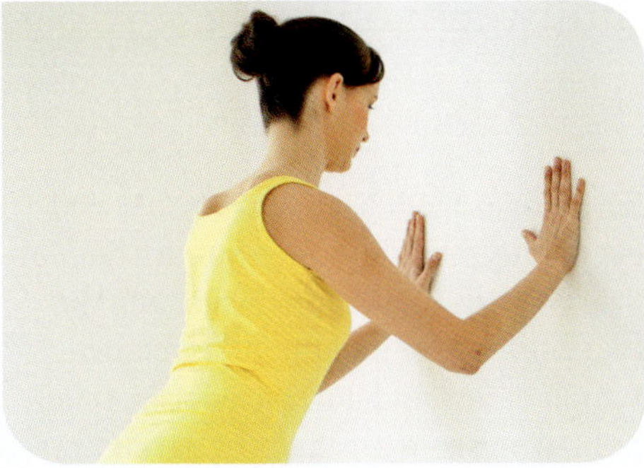

Ganzkörperspannungsübung Schulterblattstabilisatoren kräftigen (S. 72)

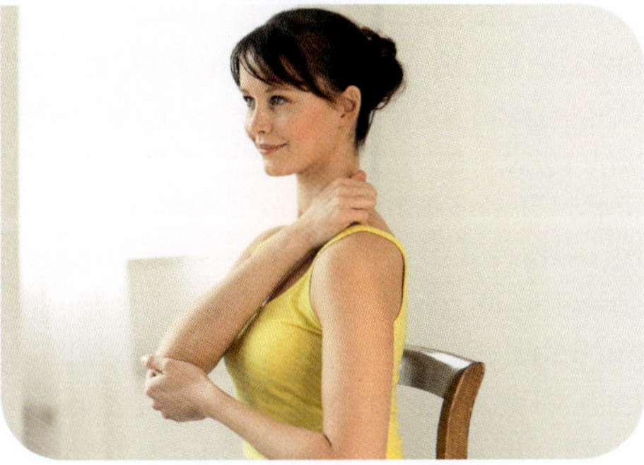

Oberen Schulterbereich massieren (S. 74)

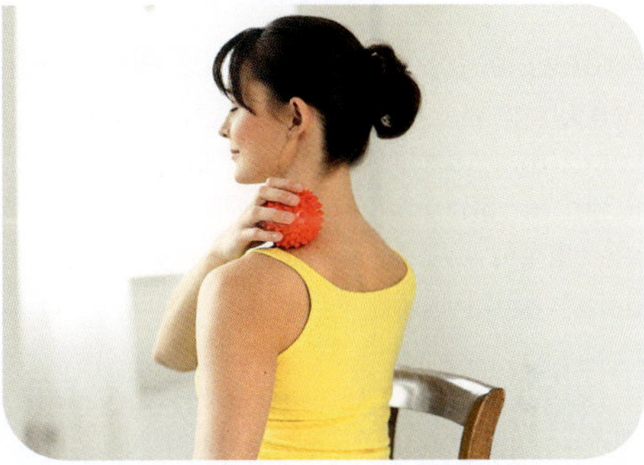

Schultern und Nacken massieren (S. 74)

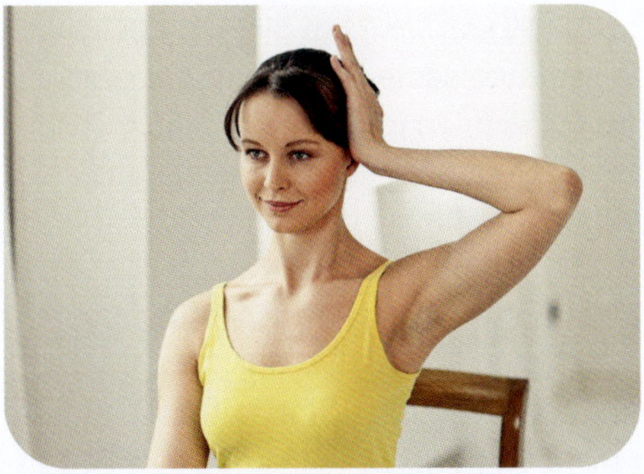

Schulter- und Nackenmuskulatur kräftigen (S. 76)

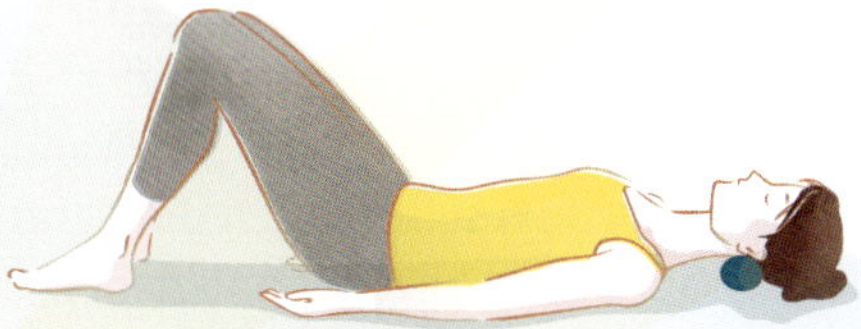

Nackenmuskeln und -faszien entspannen (S. 76)

Stoffwechselübung

Eine vorgezogene Halswirbelsäule und ein daraus resultierender Rundrücken im Brustwirbelsäulenbereich belasten die Halswirbelsäule und die Atlasgelenke. Schuld daran sind auch schwache Schulterblattmuskeln. Deshalb ist deren Kräftigung auch sehr wichtig. Die folgenden beiden Ganzkörperspannungsübungen kräftigen diese Muskeln.

Stellen Sie sich etwas mehr als eine Armlänge vor eine Wand oder geschlossene Tür und strecken Sie die Arme auf Schulterhöhe nach vorne. Platzieren Sie die Hände an der Wand. Spannen Sie nun Bauch und Po an.

Beugen Sie die Ellenbogen und bewegen Sie den Körper in Richtung Wand (sodass er eine schräge Linie bildet), bis der Kopf fast die Wand berührt. Achten Sie auf einen geraden Rücken. Der Kopf befindet sich in seiner Verlängerung. 1

Drücken Sie sich nun zügig 6- bis 10-mal (oder öfter) von der Wand weg und kommen Sie wieder zurück an die Wand. Beim Wegdrücken sollten auch die Hände keine Berühung mehr zur Wand haben.

Tipp: Diese Übung regt zusätzlich auch den Stoffwechsel an und kräftigt die Rumpfmuskeln.

Schulterblattstabilisatoren kräftigen

Stellen Sie sich etwas mehr als eine Armlänge vor eine Wand oder geschlossene Tür und strecken Sie die Arme auf Schulterhöhe nach vorne. Platzieren Sie die Hände an der Wand. Spannen Sie nun Bauch und Po an.

Beugen Sie die Ellenbogen und bewegen Sie den Körper in Richtung Wand (sodass er eine schräge Linie bildet), bis der Kopf fast die Wand berührt. Achten Sie auf einen geraden Rücken. Der Kopf befindet sich in seiner Verlängerung. Ziehen Sie in dieser Position bewusst die Schulterblätter zusammen und kräftigen Sie dadurch sowohl die Schulterblattstabilisatoren als auch den Rautenmuskel, der die Schulterblätter zusammenzieht und an die Rippen heranzieht. Dieser ist fast immer zu schwach. 2

Halten Sie die Position 10–20 Sekunden und strecken Sie dann die Arme. Nun die Brustwirbelsäule einen Moment nach hinten dehnen und den Kopf einziehen. Wiederholen Sie die kräftigende und dehnende Übung 4- bis 8-mal.

Tipp: Außer in der Dehnposition bleibt der Kopf während der gesamten Übung in der gleichen Position: aufrecht und in einer Linie zum Rücken. Das Kinn darf leicht nach hinten geschoben werden.

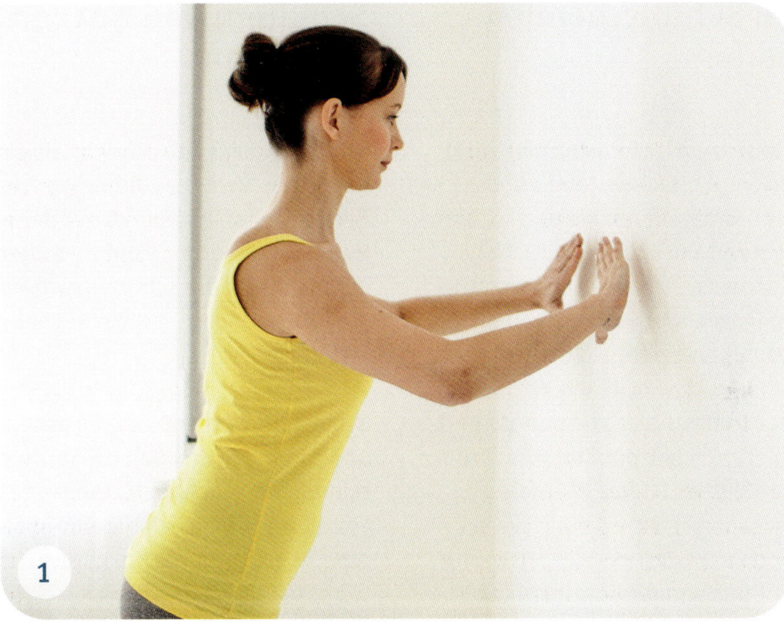
1

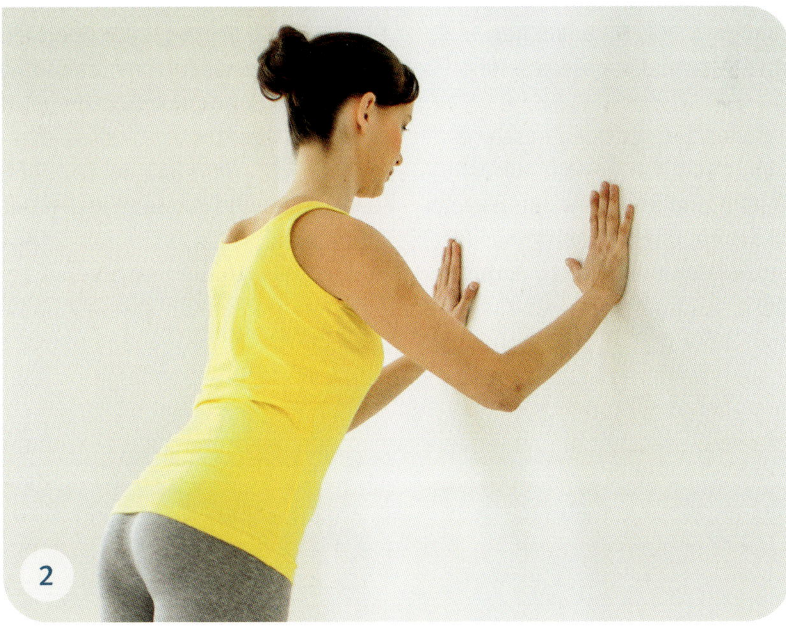
2

Oberen Schulterbereich massieren

Setzen Sie sich aufrecht auf einen Stuhl und legen Sie die rechte Hand auf die linke Schulter. Untersützen Sie den rechten Ellenbogen mit der linken Hand. Nehmen Sie dann den oberen Muskelstrang zwischen Finger und Daumenballen der rechten Hand und ziehen Sie ihn etwas nach oben und lassen Sie ihn wieder los. ❶ Meist liegen hier verspannte und schmerzhafte Triggerpunkte. Wiederholen Sie das Ziehen 10- bis 20-mal.

Legen Sie dann die Fingerkuppen (ohne Daumen) Ihrer rechten Hand auf die höchste Schulterstelle und üben Sie hier Druck aus. Die linke Hand darf dabei bequem auf dem Oberschenkel liegen. ❷ Behandeln Sie dann die andere Seite.

Variante: Gehen Sie wie oben beschrieben vor, jedoch stellen Sie sich aufrecht auf den Boden und üben mit den Fingern Druck auf die oberste Muskelstelle aus. Schwingen Sie dann den linken Arm vor und zurück.

Schultern und Nacken massieren

Setzen Sie sich aufrecht auf einen Stuhl und legen Sie entweder einen Noppen-, Faszien- oder Tennisball mit der rechten Hand auf die linke Schulter. Rollen Sie den Ball über die Schulter vor und zurück. Behandeln Sie dann auch die rechte Schulter. ❸

Beugen Sie den Kopf etwas nach vorne und rollen Sie den Ball mit der rechten Hand an der rechten Nackenseite nach oben und unten. Behandeln Sie dann mit der linken Hand die linke Nackenseite.

Beugen Sie den Kopf leicht nach vorne und legen Sie den Ball mit der rechten Hand in die Kuhle an der obersten Stelle der Halswirbelsäule zwischen den Ohren. Legen Sie den linken Handteller über den rechten Handrücken, sodass jetzt beide Hände über dem Ball liegen. Üben Sie Druck aus und kreisen Sie den Ball auf der Stelle.

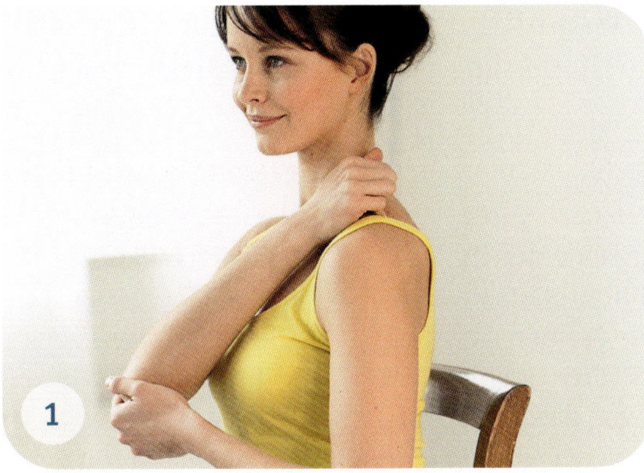
1

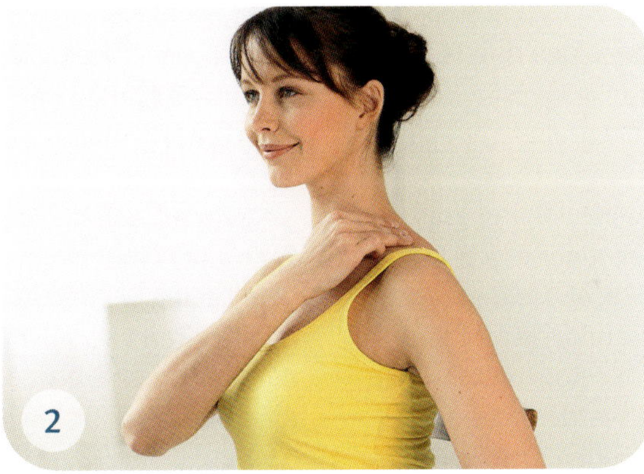
2

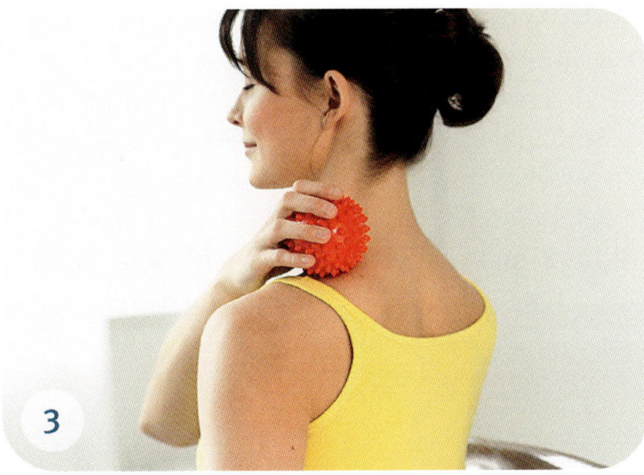
3

Schulter- und Nackenmuskulatur kräftigen

1. Übungsteil:
Schulterblätter sinken nach unten
Im aufrechten Sitzen oder Stehen: Stellen Sie sich vor, Ihre Schulterblätter wären kleine Rucksäcke. Die Riemen sind am vorderen Ende der Schlüsselbeine befestigt. Stellen Sie sich vor, dass die Schlüsselbeine zur Seite hin weit werden (dabei aber nicht nach vorne fallen) und beide Schulterblatt-Rucksäcke nach unten sinken. Dadurch richtet sich Ihre Haltung auf und die Atlasgelenke werden befreit.

2. Übungsteil:
Schulter- und Nackenmuskulatur kräftigen
Setzen Sie sich aufrecht vor einen (Schreib-)Tisch und legen Sie den rechten Unterarm auf die Tischfläche und die linke Hand an die linke Kopfseite. Lassen Sie den Nacken lang werden und den Kopf nach oben schweben. Drücken Sie dann den rechten Unterarm nach unten und stellen Sie sich vor, dass die rechte Schulterblattspitze zur Sitzfläche gezogen wird. Drücken Sie gleichzeitig den Kopf gegen die linke Hand und schieben Sie das Kinn dabei ein bisschen zurück. ❶ Die Spannung 10–15 Sekunden halten, dann locker lassen. 4- bis 8-mal wiederholen und gegengleich üben.

Nackenmuskeln und -faszien entspannen

Legen Sie sich auf den Boden und stellen die Beine auf. Platzieren Sie einen weichen Ball unter Ihrem Kopf, sodass der Schädelbasisbereich darauf liegt. Die Nasenspitze zeigt dabei nach oben in Richtung Decke; keinesfalls nach hinten. Die Arme liegen bequem an den Körperseiten mit den Handflächen nach oben. Die Schultern sind entspannt und nicht hochgezogen. Entspannen Sie nun einfach, schalten Sie ab, lassen Sie Ihre Gedanken fließen und spüren Sie der Übung nach. ❷

Sie können sich in dieser entspannten Lage auch einem Vorstellungsbild hingeben. Lassen Sie den Atem natürlich fließen. Spüren Sie, wie der Bauch sich bei der Ein- und Ausatmung hebt und senkt. Richten Sie nach einigen Atemzügen Ihre Aufmerksamkeit auf die Atlasgelenke bzw. auf den Schädelbasisteil, der auf der Unterlage aufliegt. Lassen Sie Ihren Atem gedanklich dorthin fließen. Mit jeder Ausatmung erspüren Sie, wie der Hinterkopf nach unten sinkt. Geben Sie der Ausatmung Zeit und stellen Sie sich vor, wie die kleinen Nackenmuskeln und -faszien um den Atlas herum weicher und länger werden.

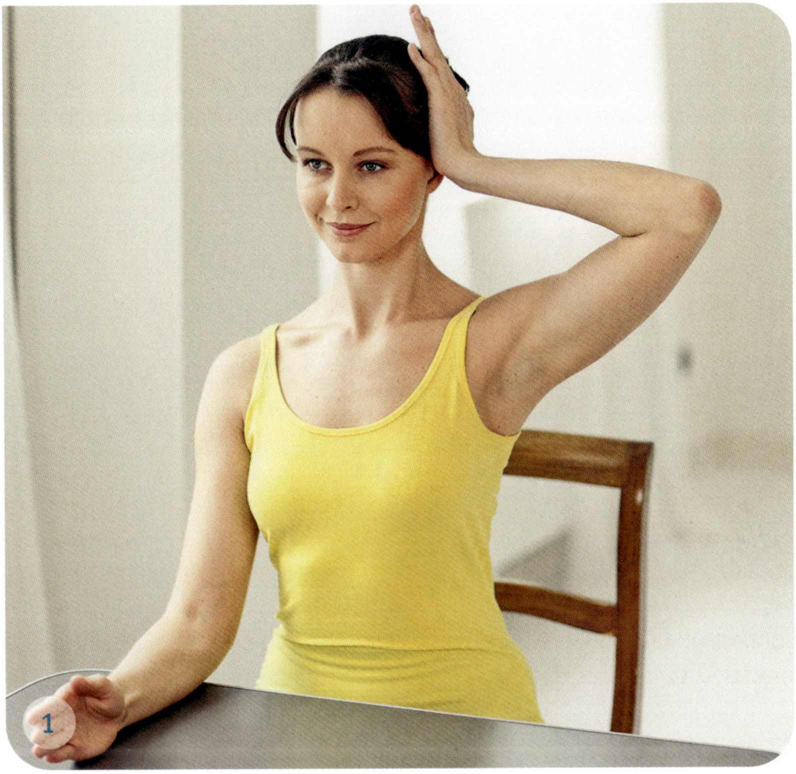

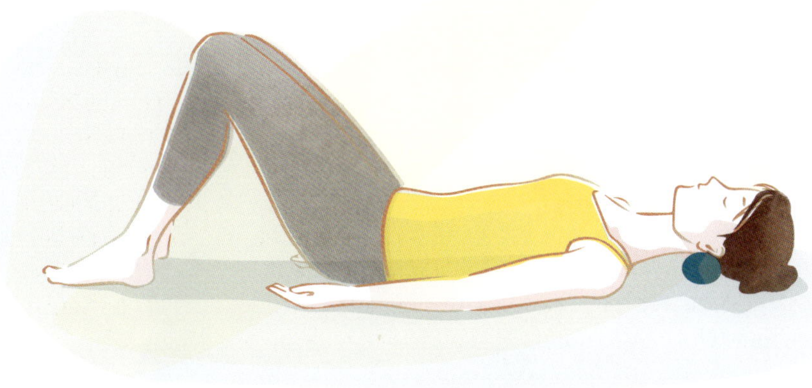

2

3. Übungsprogramm:

Atlas befreien, Halswirbelsäule längen, Muskeln dehnen

Nach einer schwungvollen Einleitung, die lockernd und mobilisierend auf die Schultergelenke wirkt, geht es in diesem Programm zuerst um die Wahrnehmung des Atlas- und Nackenbereichs. Stellen Sie sich zu Beginn jeder Übung vor, wie der Nacken lang wird und der Scheitel des Kopfes nach oben zieht. Nehmen Sie dabei die Weite im Nacken und in den Hals- und Atlaswirbeln wahr. Dies gilt auch dann, wenn der Kopf danach vorgebeugt wird. Je häufiger Sie sich im Alltag und während jeder Übung daran erinnern, umso schneller gewöhnen Sie sich an die »neue«; nackenfreundliche Haltung und entlasten so die Wirbel- und Kopfgelenke.

Lernen Sie auch, auf Ihr Kinn zu achten. Viel zu oft steht es zu weit nach vorne oder zeigt ein wenig nach oben. In Übung 3 werden Sie spüren, was sich im Atlas-Nacken-Bereich verändert, wenn Sie das Kinn etwas zurückschieben. Über das Nicken können Sie den Bereich von Anspannungen befreien. Danach geht es vor allem um Dehnungsübungen, die die verkürzten Muskeln und das verklebte Gewebe lösen und wieder elastisch werden lassen.

Insgesamt gilt bei allen Nacken- und Atlasübungen, dass Sie den Nacken zuerst immer lang machen und »teleskopartig« in die Länge ziehen, auch wenn der Kopf danach vorgebeugt wird.

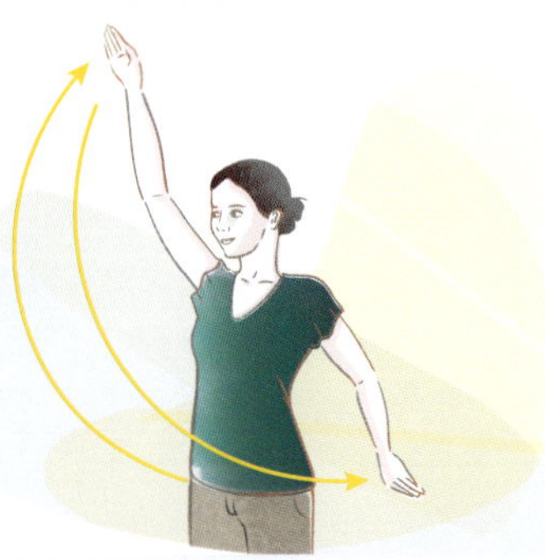

Faszien lockern (S. 80)

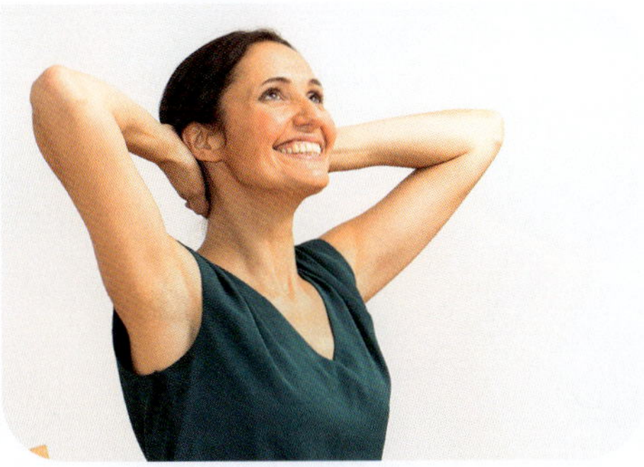

Atlasblockaden lösen, Nackenmuskeln entspannen (S. 81)

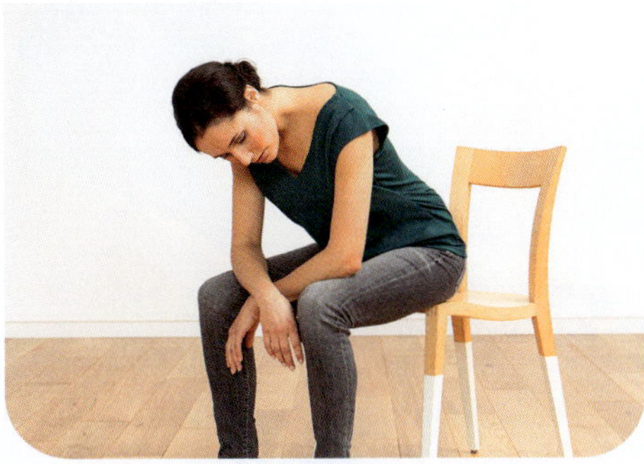

Entspannung im vorgebeugten Sitzen (S. 81)

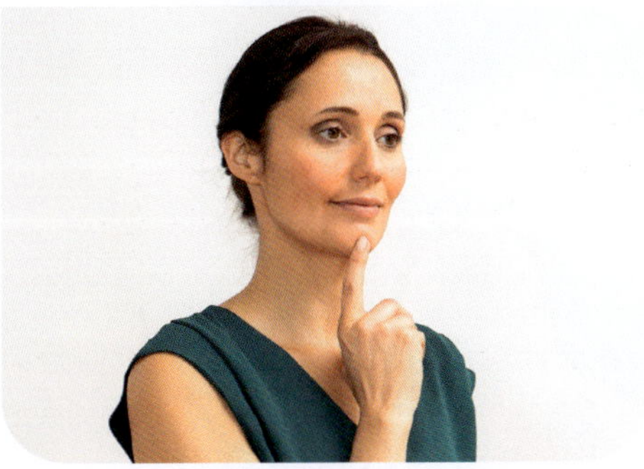

Atlas befreien, Kopf wachsen lassen (S. 82)

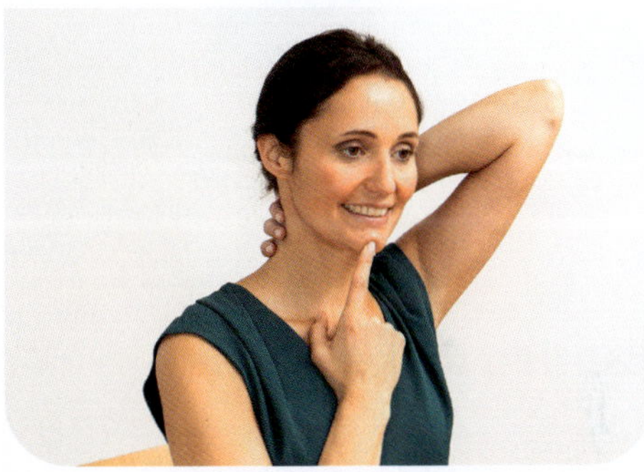

Atlasblockaden lösen, Halsbeuger kräftigen (S. 83)

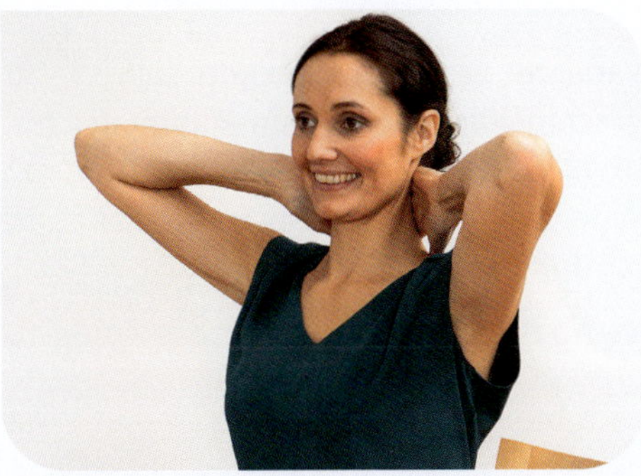

Atlasgelenke mobilisieren, Nackenmuskeln dehnen (S. 84)

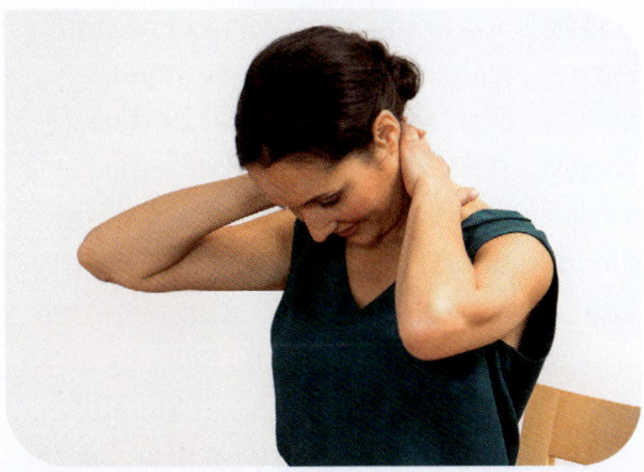

Atlasgelenke mobilisieren, Nackenmuskeln dehnen II (S. 84)

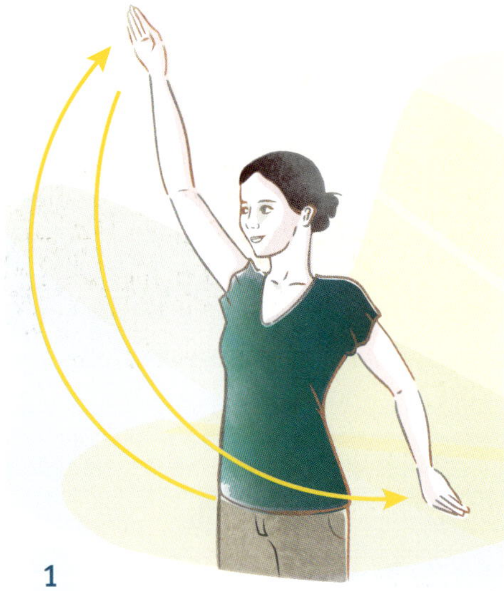

1

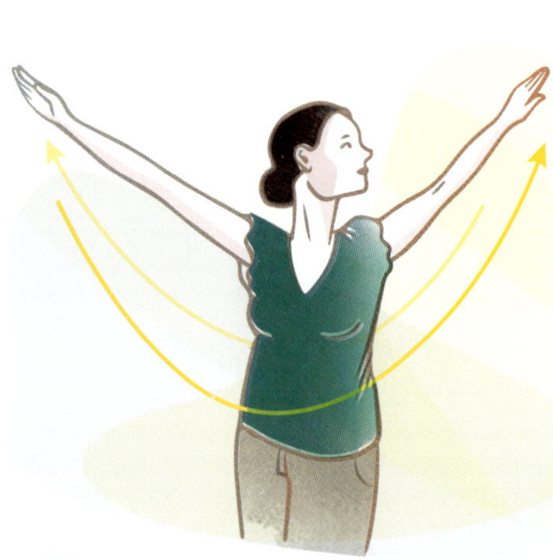

2

Faszien lockern

Stellen Sie sich aufrecht auf den Boden und schwingen Sie beide Arme gegengleich am Körper vorbei vor und zurück (während ein Arm nach vorne schwingt, bewegt sich der andere nach hinten). 1 Schwingen ist eine ausgezeichnete Übung, den Körper auf die folgenden Übungen vorzubereiten. Stoffwechsel und Durchblutung werden angeregt, Muskeln und Faszien geschmeidig geschwungen. Schwingen Sie 30 Sekunden oder länger und beachten Sie die Lösung von Spannungen in der Wirbelsäule. Der Kopf und Körper bleiben dabei nach vorne gerichtet.

Variante: Lassen Sie den Kopf sich geschmeidig mitbewegen. Automatisch dreht er in die Richtung des nach hinten schwingenden Arms. Der Atem fließt natürlich mit. 2

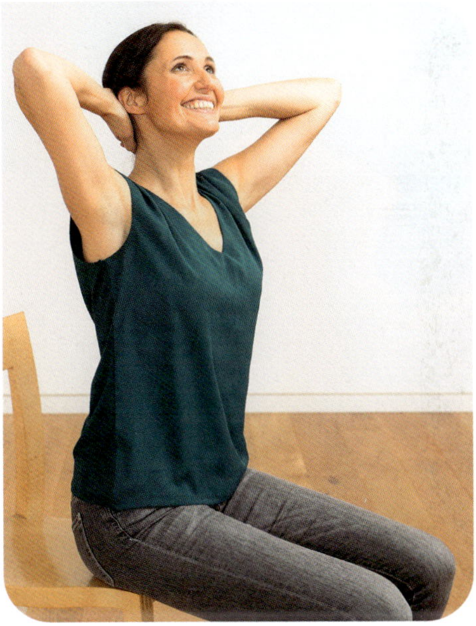

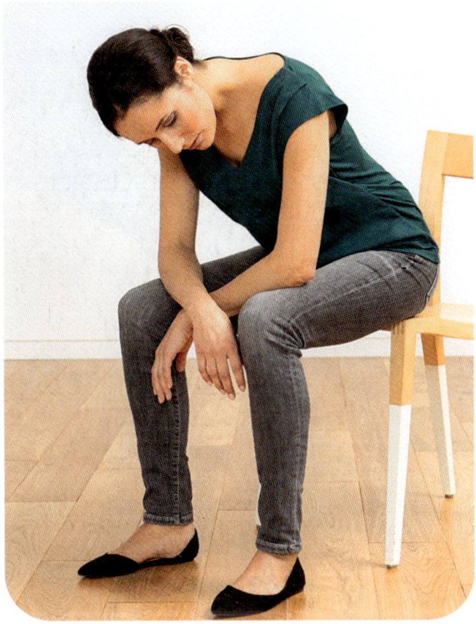

Atlasblockaden lösen, Nackenmuskeln entspannen

Setzen Sie sich aufrecht auf einen Stuhl und verschränken Sie beide Hände an Ihrem Hinterkopf. Ziehen Sie das Kinn ein wenig an und schieben den Kopf teleskopartig nach oben. Führen Sie in dieser Dehnungsposition minimale Nein-Bewegungen aus. Dann den Kopf wieder langsam anheben und in eine kleine Überstreckung führen. Lassen Sie in dieser Position den Kopf schwer in den Händen ruhen, 6–10 Sekunden die Dehnung halten. Danach den Kopf in die Neutralposition bringen, die Hände gelöst ablegen und nachspüren.

Entspannung im vorgebeugten Sitzen

Beugen Sie den Oberkörper und legen Sie die Unterarme auf den Knien ab. Lassen Sie den Kopf schwer hängen und lassen Sie den Atem zu Ihrer Wirbelsäule und zum Nacken fließen. Genießen Sie die Entspannung für einige Minuten.

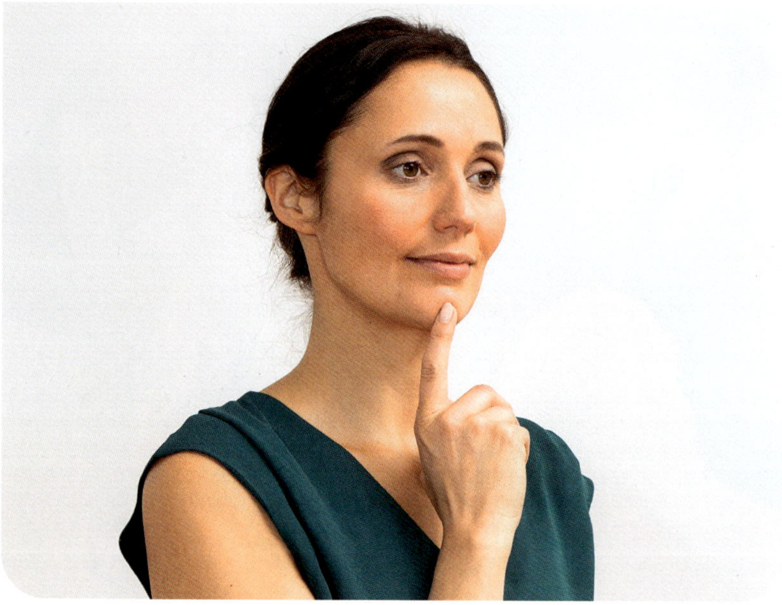

Atlas befreien, Kopf wachsen lassen

Setzen Sie sich aufrecht auf einen Stuhl und lassen Sie die Hände mit den Handflächen nach oben bequem auf dem Schoß liegen. Legen Sie dann einen Zeigefinger an das Kinn und schieben Sie dieses sanft nach hinten. Stellen Sie sich gleichzeitig vor, den Kopf wie ein Teleskoprohr kerzengerade nach oben auszufahren. Achten Sie auf die Dehnung und Weite im oberen Nackenbereich und halten Sie diese Position 20–30 Sekunden. Dann beide Hände wieder entspannt auf den Oberschenkeln ablegen und nachspüren.

Variante: Diesmal führen Sie dieselbe Übung ohne Zeigefinger am Kinn aus. Beide Hände ruhen entspannt auf den Oberschenkeln. Dann das Kinn nach hinten schieben und den Nacken wachsen lassen. Die Schulterblattspitzen stecken Sie in Ihrer Vorstellung hinten in die Gesäßtaschen.

Tipp: Am Anfang ist es hilfreich, einen Zeigefinger an das Kinn zu legen, um die (häufig zunächst ungewohnte) Bewegung besser kontrollieren zu können.

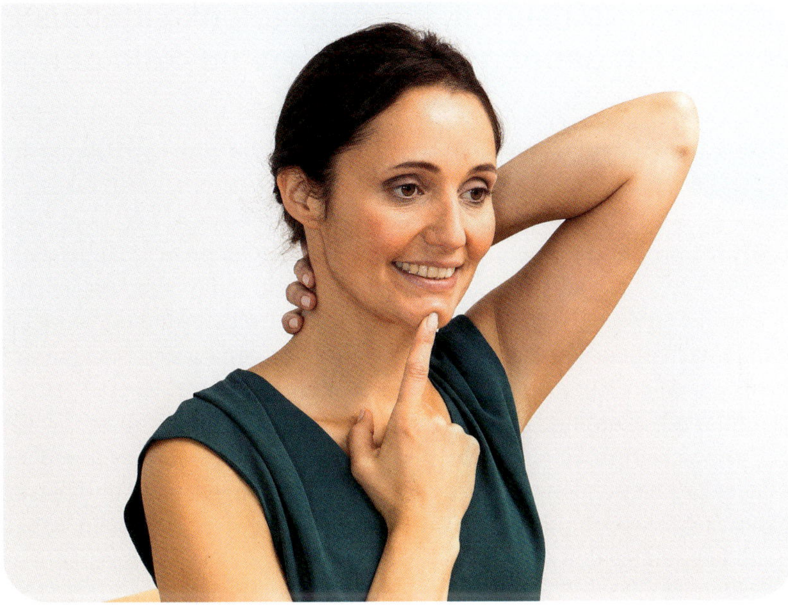

Atlasblockaden lösen, Halsbeuger kräftigen

Setzen Sie sich aufrecht auf einen Stuhl und legen Sie die linke Hand hinten an die obere Halswirbelsäule im Schädelbasisbereich unterhalb des Schädelknochens. Den Zeigefinger der rechten Hand legen Sie vorne an das Kinn. Schieben Sie das Kinn nach hinten und den Schädelbasisbereich in die rechte Hand. Führen Sie dann kleine Nickbewegungen aus, 15- bis 30-mal, gerne auch mehr. Können Sie die Dehnungsimpulse in den oberen tiefen Nackenmuskeln um den Atlas wahrnehmen? Bei dieser Übung kräftigen Sie außerdem die Halsbeuger.

Wiegen Sie dann den Kopf minimal nach rechts und links; wiederholen Sie auch diese Bewegung 15- bis 30-mal. Die Bewegung findet nur in den Atlasgelenken statt. Die restliche Halswirbelsäule bleibt aufrecht. Spüren Sie nach: Gibt es eine Wiegeseite, die Ihnen leichterfällt?

Spüren Sie in der Ausgangsstellung nach und wechseln Sie dann die Hände.

Tipp: Wenn Ihnen die Übung geläufig ist, können Sie auch ohne den Zeigefinger am Kinn üben.

Atlasgelenke mobilisieren, Nackenmuskeln dehnen

Setzen Sie sich aufrecht auf einen Stuhl und legen Sie die Hände hinten an die Halswirbelsäule, sodass sich die Kleinfingerseiten am Schädelknochen befinden.

Schieben Sie mit den Kleinfingerseiten der Hände nach oben, sodass eine Dehnung im Schädelbasisbereich (in den oberen Atlasgelenken) und in den oberen kurzen Nackenmuskeln spürbar ist. Es ist dabei kaum eine Bewegung zu sehen. Halten Sie diese Dehnung 20–30 Sekunden und lassen Sie den Atem dabei natürlich fließen. 1

Legen Sie dann die Hände in den Schoß und spüren Sie nach.

Variante: Legen Sie die Hände wieder hinten an die Halswirbelsäule und üben Sie einen Zug nach oben aus. Aus dieser Länge heraus bewegen Sie das Kinn nur ein wenig nach hinten und unten. Diese Dehnung 15–30 Sekunden halten und den Atem gelöst weiter fließen lassen. Nehmen Sie sich Zeit, die Dehnung im obersten Nacken- und Atlasbereich zu erspüren. Diese Bewegung findet nur in den Atlasgelenken statt und befreit diese von Druck.

Tipp: Lassen Sie den Kieferbereich bei diesen Übungen immer entspannt. Nicht die Lippen zusammenpressen.

Atlasgelenke mobilisieren, Nackenmuskeln dehnen II

Nun wird die vorherige Übung auf die gesamte Halswirbelsäule ausgeweitet: Schieben Sie zuerst den Kopf mit den Kleinfingerseiten der Hände senkrecht nach oben, sodass die Atlasgelenke von Druck befreit werden und eine Dehnung in den oberen kurzen Nackenmuskeln spürbar ist.

Aus dieser Länge heraus rollen Sie den Kopf ganz langsam ein und bewegen das Kinn in Richtung Brustbein, das Gesicht ebenfalls in Richtung Brustkorb, während die Brustwirbelsäule aufrecht bleibt. In der Fachsprache heißt dies »in die Länge beugen«, was für ALLE Kopfbeugeübungen immer sehr wichtig ist. 2

Nehmen Sie wahr, dass die Drehachse von einem Ohr zum anderen durch den Kopf verläuft. Die Dehnung 20–40 Sekunden halten. Dann den Kopf anheben, die Hände kurz ablegen und nachspüren.

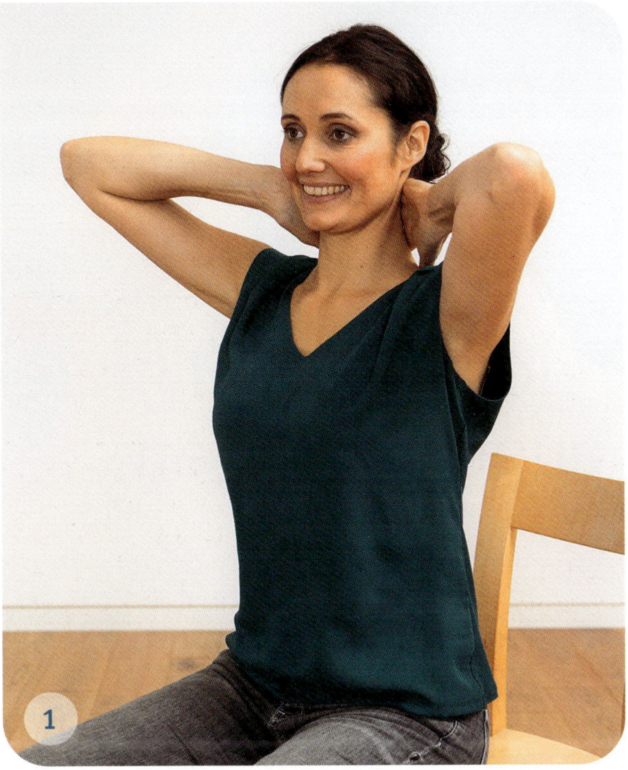

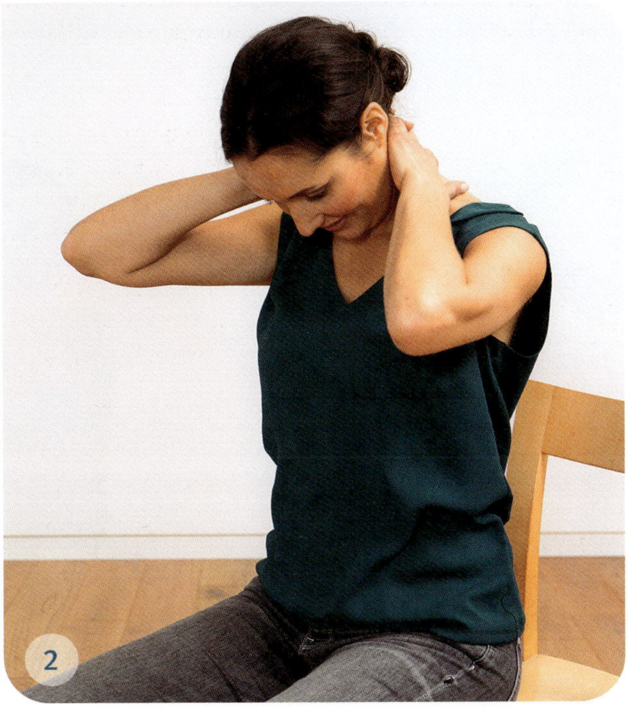

4. Übungsprogramm:

Atlasgelenke mobilisieren, Halsbeuger kräftigen

In diesem Übungsprogramm benötigen Sie ein Handtuch. Dies ist ein ideales Übungsutensil, das jeder zu Hause hat. Mit dem Handtuch können Sie die Kräftigungsübungen wunderbar ausführen, da Sie gegen einen leichten Widerstand »arbeiten« können. Aber auch bei Dehnungs- und Mobilisationsübungen kann das Handtuch die Wirkung der Übung verbessern.

Legen Sie am besten gleich am Anfang des Übungsprogramms ein der Länge nach zusammengerolltes Handtuch bereit. Benutzen Sie es auch im Alltag zwischendurch für Übungen.

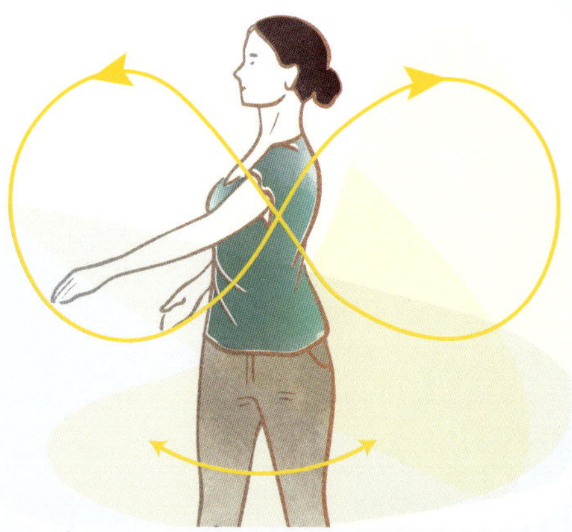

Arme in Achterkreisen schwingen (S. 88)

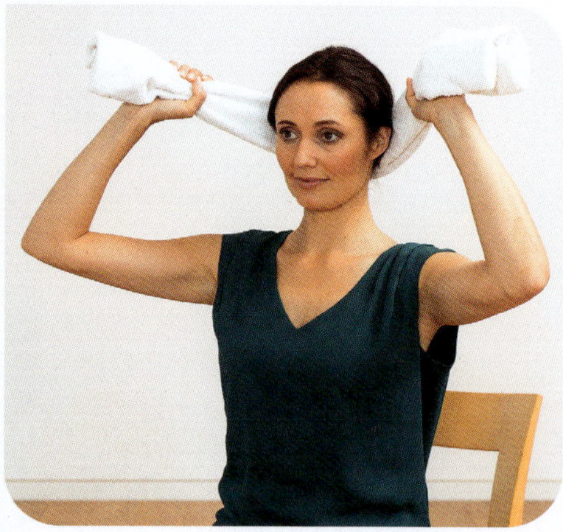

Atlasgelenke mobilisieren, Muskelverspannungen lösen (S. 89)

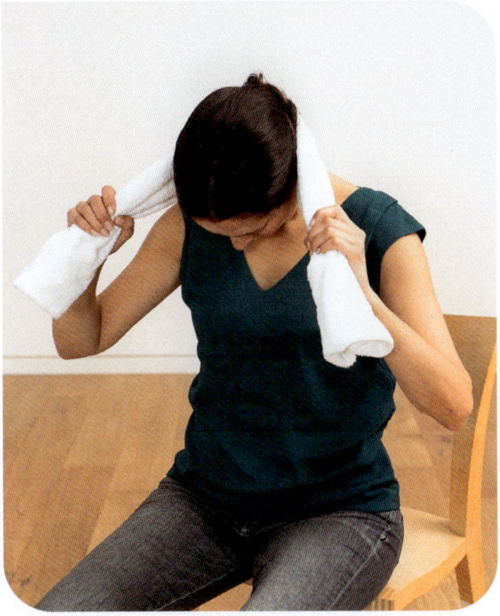

Nackenmuskeln kräftigen und dehnen (S. 90)

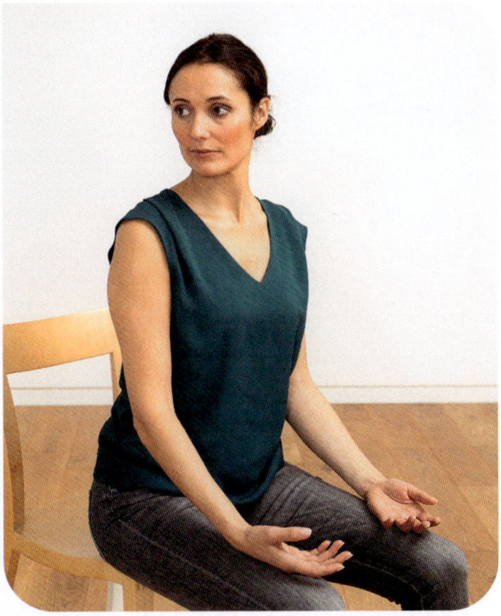

Atlasgelenke beweglich machen (S. 90)

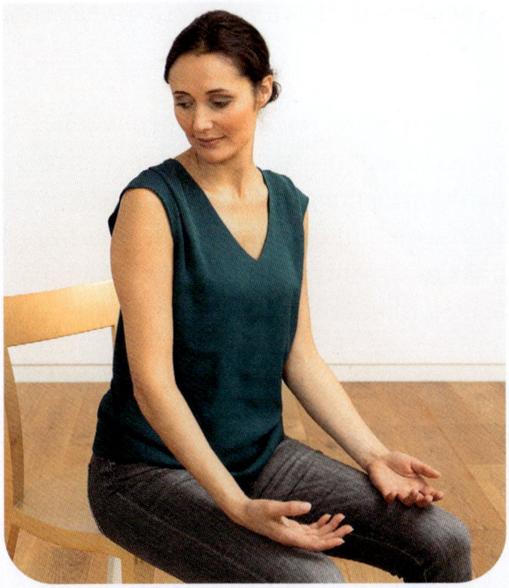

Atlasgelenke mobilisieren, Muskelverspannungen lösen (S. 92)

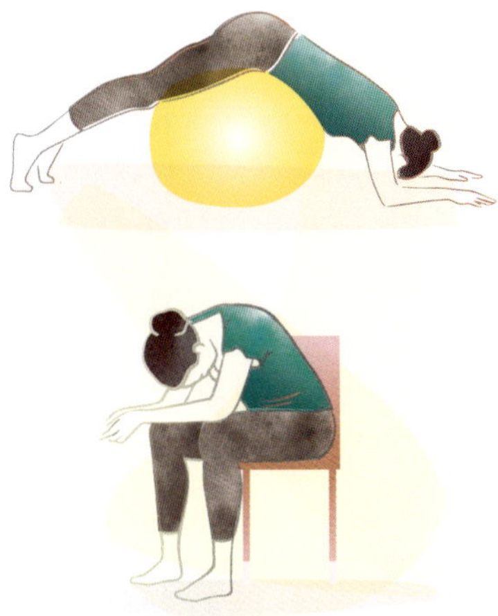

Nackenmuskeln und Wirbelsäule entspannen (S. 92)

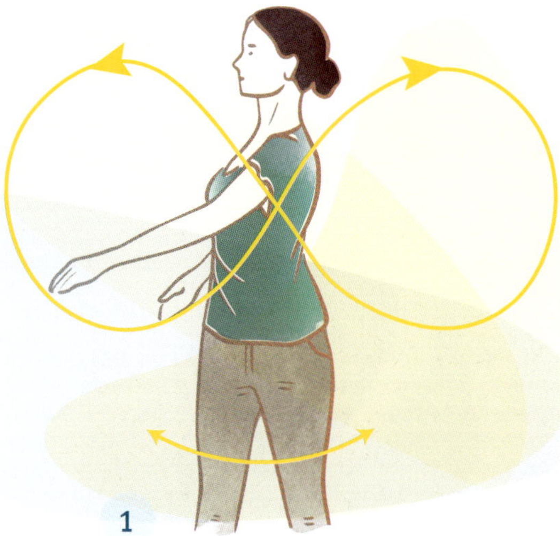

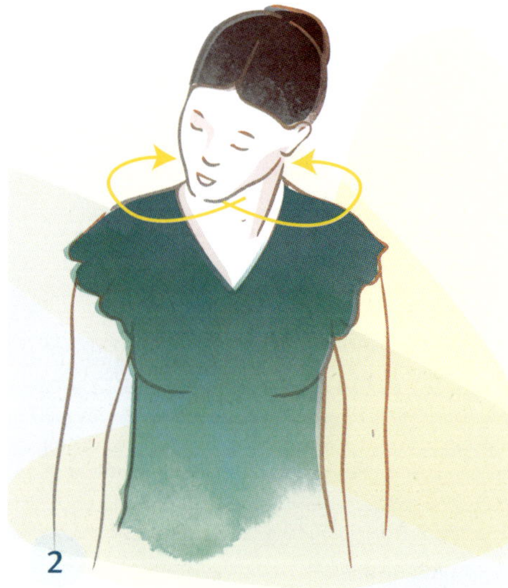

Arme in Achterkreisen schwingen

Im aufrechten Sitz oder Stand schwingen Sie beide Arme in Achterkreisen an den Körperseiten abwechselnd rechts und links zurück. Drehen Sie den Kopf dabei mit und schauen Sie den Händen nach rechts bzw. links hinten nach. 1

Variante: Sie sitzen oder stehen wieder aufrecht und führen nur mit dem Kopf Achterbewegungen aus. Sie paddeln sozusagen mit den Ohren abwechselnd links und rechts zurück. Dabei bleibt die Brustwirbelsäule aufrecht und ruhig. 2

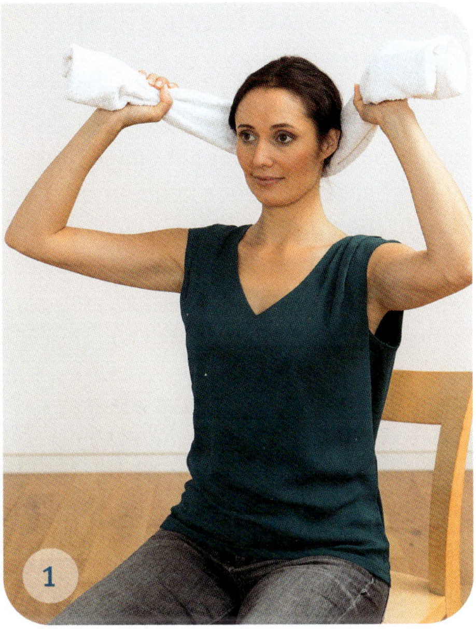

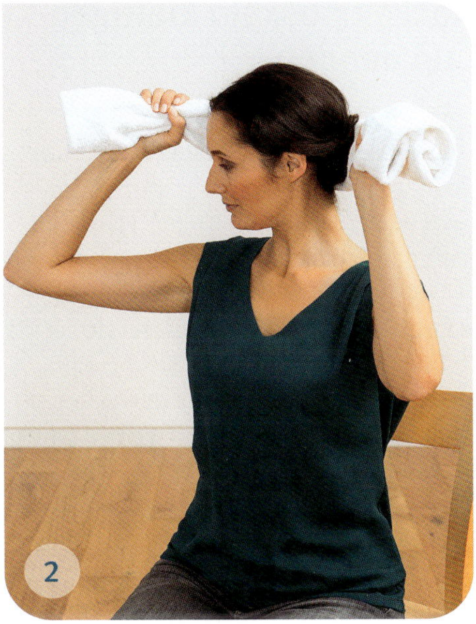

Atlasgelenke mobilisieren, Muskelverspannungen lösen

Setzen Sie sich aufrecht auf einen Stuhl und legen Sie ein längs zusammengefaltetes oder zusammengelegtes Handtuch über den Schädelbasisbereich, wo die Halswirbelsäule in den Schädel übergeht. Halten Sie die Handtuchenden seitlich Ihrer Schläfen fest. Ziehen Sie das Kinn etwas heran und lassen Sie den Scheitel nach oben wachsen. Ziehen Sie die Schultern dabei nicht nach oben. ❶

Machen Sie nun 20–40 kleine Nickbewegungen und spüren Sie kurz nach.

Anschließend rollen Sie den Kopf wie einen Ball in einer langsamen, fließenden Bewegung nach rechts und links. ❷

Nackenmuskeln kräftigen und dehnen

Setzen Sie sich aufrecht auf einen Stuhl und legen Sie ein längs zusammengefaltetes oder zusammengelegtes Handtuch über den Schädelbasisbereich, wo die Halswirbelsäule in den Schädel übergeht. Halten Sie die Handtuchenden seitlich Ihrer Schläfen fest. Ziehen Sie das Kinn etwas heran und lassen Sie den Scheitel nach oben wachsen. Ziehen Sie die Schultern dabei nicht nach oben. ①

Drücken Sie nun den Schädelbasisbereich 6–10 Sekunden nach hinten gegen das Handtuch. Danach die Spannung lösen und den Kopf aus der Länge heraus beugen. Das Kinn zieht in Richtung Brustbein; die Brustwirbelsäule bleibt gerade. Diese Dehnung 15–30 Sekunden halten. ② Anschließend den Kopf langsam anheben, die Hände locker ablegen und nachspüren, bevor Sie die Übung wiederholen.

Atlasgelenke beweglich machen

Setzen Sie sich aufrecht auf einen Stuhl und legen Sie die Hände bequem mit den Handflächen nach oben auf den Oberschenkeln ab. Lassen Sie den Scheitel nach oben wachsen und das Kinn ein wenig nach hinten unten neigen.

Drehen Sie den Kopf so weit wie möglich nach rechts und schauen über die Schulter nach hinten. Die Brustwirbelsäule bleibt aufgerichtet und die Schultern unten. Halten Sie am Endpunkt der Drehung die Position 10–15 Sekunden und erspüren Sie die Dehnung im linken Atlasbereich. Die Schultern ziehen eher nach unten, während der Hinterkopf weiterhin nach oben zieht. ③ Danach den Kopf entspannt zurückdrehen. Wenn Sie die Bewegung 4- bis 6-mal zu einer Seite ausführen, können Sie danach dem Unterschied zwischen beiden Seiten nachspüren. Dann die Bewegung zur anderen Seite ausführen.

Variante: Gehen Sie wie oben beschrieben vor, wenn der Kopf so weit wie möglich nach rechts gedreht ist, legen Sie nun aber die drei mittleren Fingerkuppen der rechten Hand an die linke Kinnseite und drücken sanft dagegen. Entsprechend auch bei der Drehung nach links vorgehen.

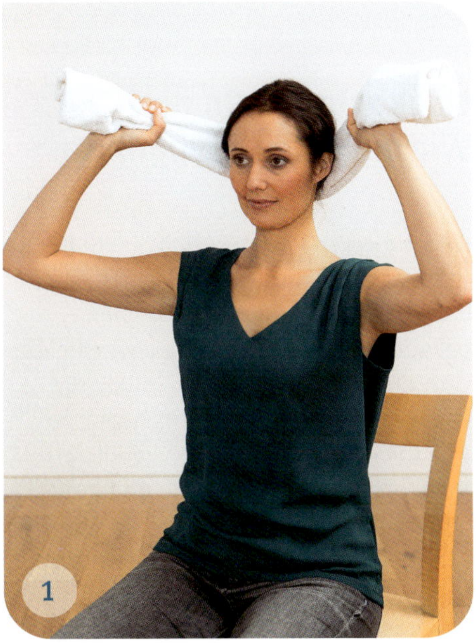

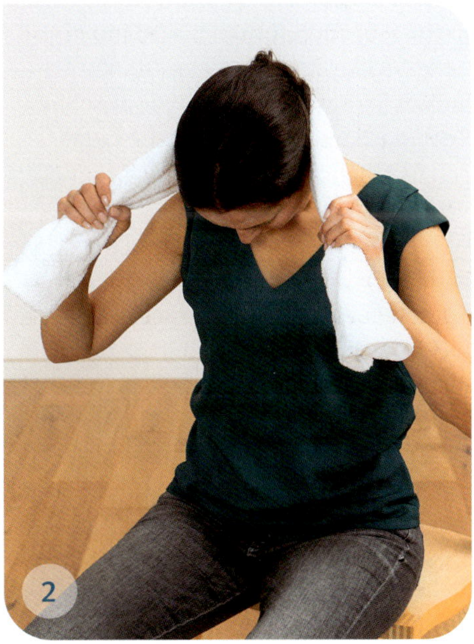

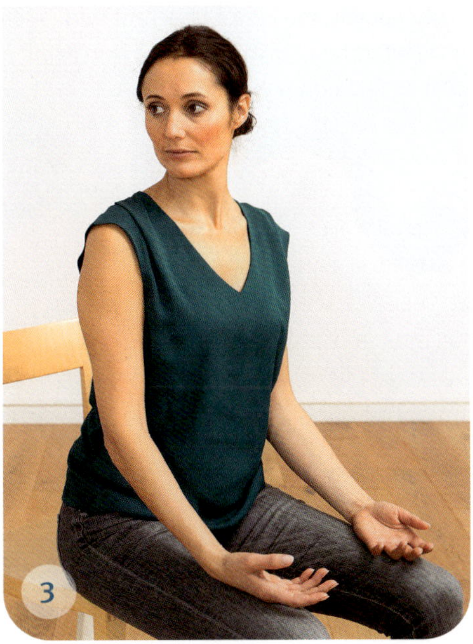

Atlasgelenke mobilisieren, Nackenmuskeln lösen

Setzen Sie sich aufrecht auf einen Stuhl und legen Sie die Hände bequem mit den Handflächen nach oben auf den Oberschenkeln ab. Lassen Sie den Scheitel nach oben wachsen und das Kinn ein wenig nach hinten unten neigen.

Drehen Sie dann den Kopf weit möglichst nach rechts und führen Sie 20–40 minimale Nickbewegungen aus den Kopfgelenken heraus aus. Spüren Sie anschließend nach und vergleichen Sie beide Seiten. Üben Sie dann mit der Drehung nach links.

Variante 1: Gehen Sie wie oben beschrieben vor, drehen Sie den Kopf nach rechts, ziehen Sie dann aber das Kinn in Richtung Schulter (Schulter bitte nicht hochziehen) und spüren Sie die Dehnung in der linken oberen Nackenseite. ❶ Die Dehnung 20–30 Sekunden halten und den Atem gelöst fließen lassen. Dann zur anderen Seite üben.

Variante 2: In der vorgebeugten Position, bei der das Kinn zur Schulter geneigt ist, machen Sie nun zuerst kleine Nickbewegungen, dann Nein-Bewegungen.

Nackenmuskeln und Wirbelsäule entspannen

Falls Sie einen Pezziball bzw. großen Gymnastikball besitzen, legen Sie sich bäuchlings über diesen. Die Zehen berühren den Boden, vorne legen Sie die Unterarme auf den Boden. Sollten Sie keinen großen Ball besitzen, legen Sie sich über einen (mit Kissen gepolsterten) Stuhl oder über zwei Stühle und lassen den Oberkörper vorne herunterhängen. Die Unterarme liegen auf dem Boden auf. Lassen Sie nun den Kopf schwer hängen, sodass sich die Nackenmuskeln und Atlasgelenke erholen und entspannen können. ❷ Bleiben Sie 1–3 Minuten in dieser Position, wie es für Sie angenehm ist. Den Atem dabei gelöst fließen lassen.

Tipp: Alternativ können Sie sich auf einen Stuhl setzen, die Unterarme auf den Oberschenkeln abstützen und den Kopf schwer hängen lassen.

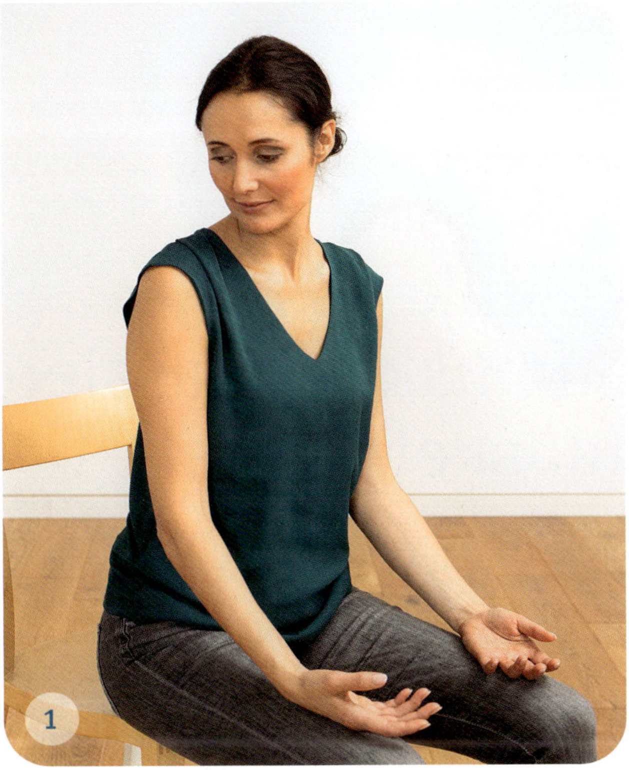

1

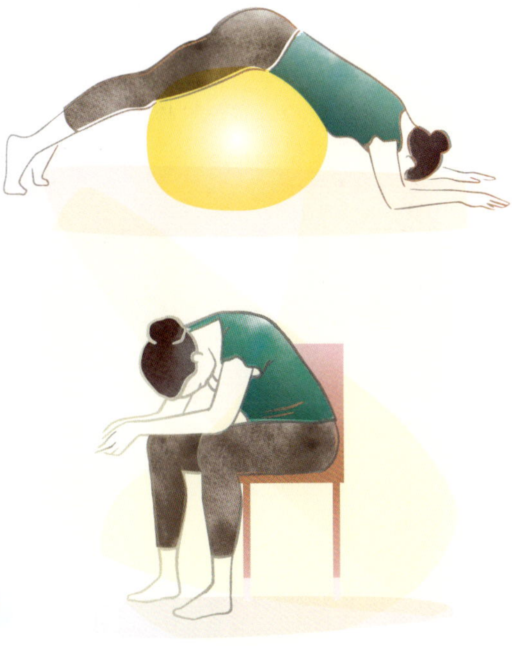

2

5. Übungsprogramm: Atlasgelenke lösen, Nackenmuskeln massieren, Brustmuskel dehnen

Verspannte Muskeln und verklebte Faszien löst man am besten mit Massageübungen, Akupressurgriffen und Dehnung. Genau darum geht es in diesem Übungsprogramm. Massieren Sie die kleinen Nackenmuskeln im Atlasbereich. Sie benötigen dazu keine Utensilien; einfach nur Ihre Hand. Auch Akupressur in diesem Bereich tut gut. Damit Sie aber nicht die Schultern verspannen, wenn Sie die Arme immer wieder anheben müssen, sollten Sie diese zwischendurch öfter ausschütteln.

Spüren Sie anschließend in die gedehnten Muskeln hinein und lenken Sie auch Ihre Aufmerksamkeit auf diese. Den Schluss bildet ein wunderschönes Vorstellungsbild, das es Ihnen erleichtert, die angestauten Spannungen in Genick, Nacken und Schulterbereich besser loslassen zu können.

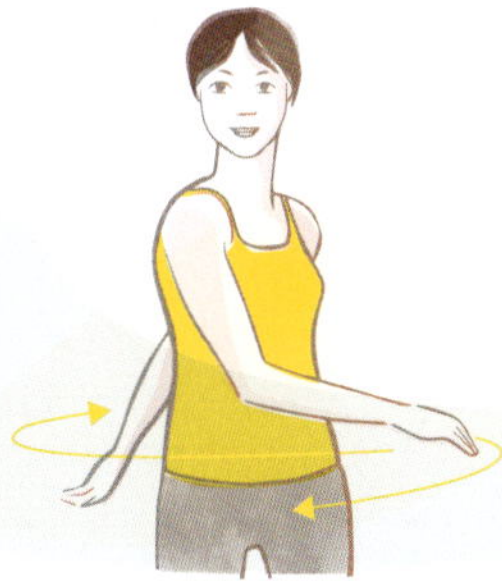

Schwungübung (S. 96)

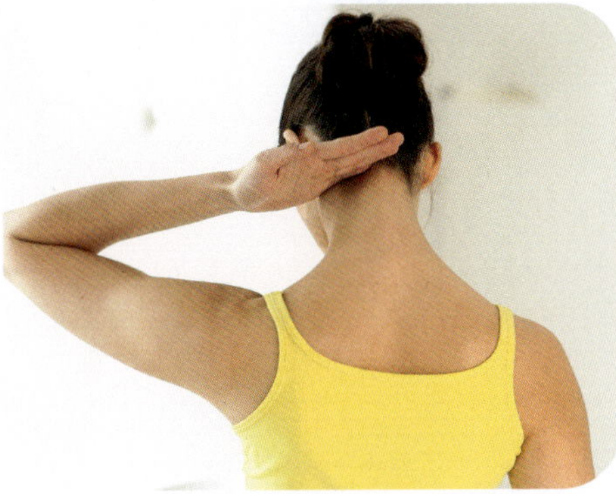

Atlas massieren (S. 97)

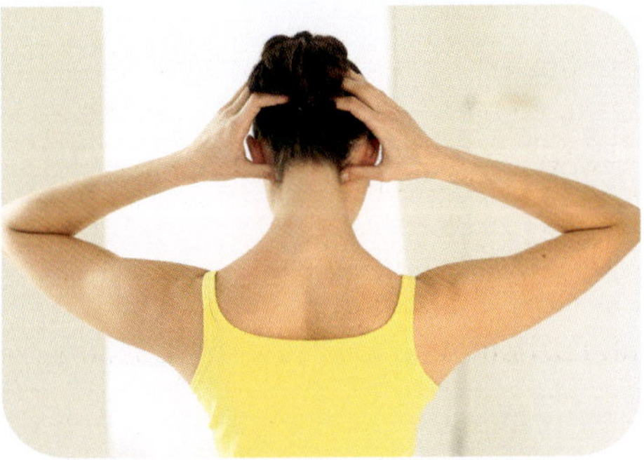

Kurze Nackenmuskeln entspannen (S. 98)

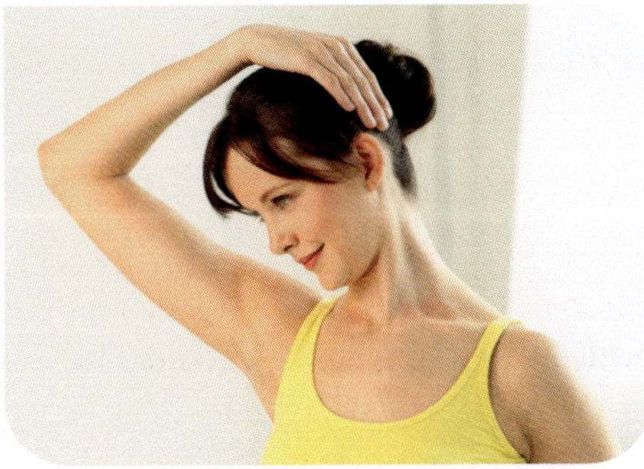

Nackenmuskeln dehnen (S. 98)

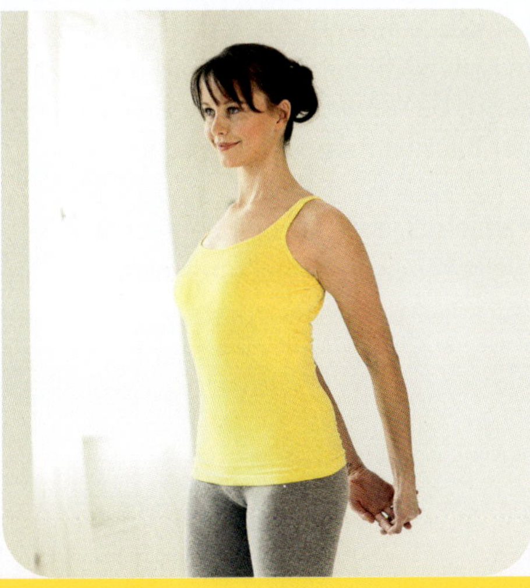

Brustmuskulatur dehnen (S. 100)

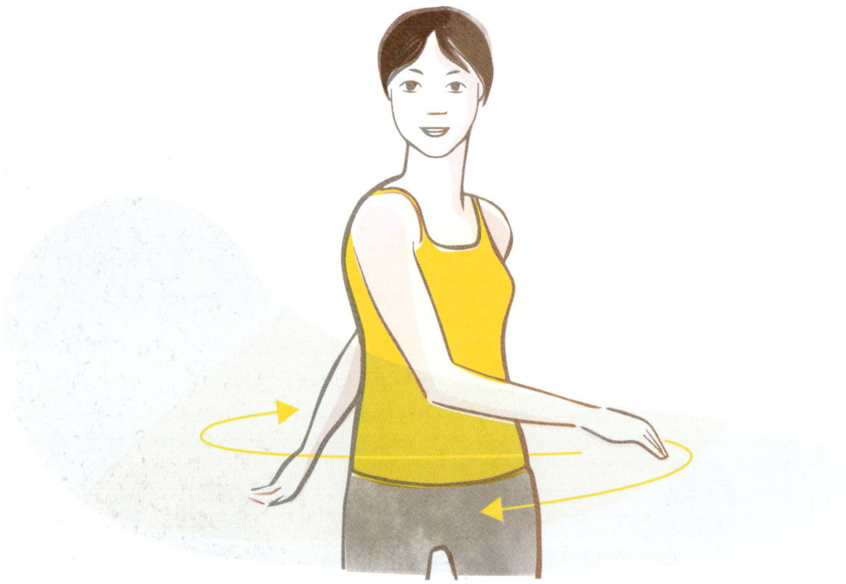

Schwungübung

Stellen Sie sich aufrecht auf den Boden. Die Füße stehen hüftbreit auseinander. Die Arme hängen schwer nach unten. Der Kopf ist aufrecht und der Blick geht geradeaus.

Beginnen Sie dann, den Oberkörper nach rechts und links zu drehen. Die Bewegung geht vom Becken aus. Die Arme baumeln zunächst einfach mit. Lassen Sie die Bewegung in ein leichtes Schwingen übergehen. Wenn der Oberkörper nach rechts schwingt, baumelt die linke Hand vor der rechten Hüfte, während der rechte Arm nach hinten schwingt; und umgekehrt. Der Kopf bleibt dabei aufrecht und der Blick ist nach vorne gerichtet.

Variante: Lassen Sie den Kopf einfach in die jeweilige Richtung mitgehen.

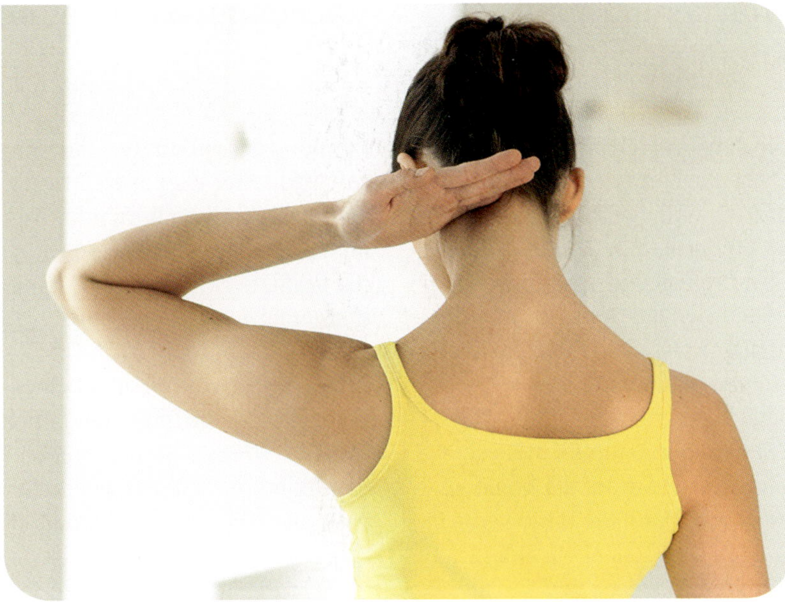

Atlas massieren

Setzen oder stehen Sie aufrecht und ziehen Sie das Kinn ein wenig zum Brustbein. Legen Sie dann die Kleinfingerseite der linken Hand an Ihren linken Schädelbasisbereich. Massieren Sie diesen in kleinen Vor- und Rückbewegungen zwischen rechtem Ohr und Schädelmitte 20–30 Sekunden. Dann die Hand ablegen und entspannt nachspüren. Massieren Sie anschließend den rechten Bereich.

Kurze Nackenmuskeln entspannen

Beugen Sie den Kopf leicht nach vorne und legen Sie die Finger beider Hände an den Hinterkopf und die Daumenkuppen in die Kuhlen hinter den Ohren, zwischen Unterkieferschenkel und Warzenfortsatz. Dort befinden sich die Querfortsätze des Atlas und die Ansätze von Muskeln, die fast immer verspannt sind. ❶

Drücken Sie mit den Daumen in diese Kuhlen und kreisen Sie auf der Stelle 20–30 Sekunden. Dann die Hände entspannt auf den Oberschenkeln ablegen und nachspüren. Wiederholen Sie die Massage, sooft Sie wollen.

Variante 1: Sie können auch mit den Daumen druckvoll 10- bis 20-mal nach oben zum Schädelbasisknochen streichen; führen Sie diese Bewegung ganz langsam aus.

Variante 2: Legen Sie die Daumen zwischen Ohren und Halswirbelsäule. Dort rutschen sie wieder in eine Kuhle. Dann wie oben beschrieben vorgehen: auf dieser Stelle drücken und kreisen.

Nackenmuskeln dehnen

Dehnung der verkürzten Nackenmuskeln ist immer wieder wichtig. Egal ob zwischendurch im Büro oder wenn es im Nacken »zwickt«. Nur so kann auch das verfilzte Fasziengewebe wieder geschmeidig gemacht werden.

Setzen Sie sich aufrecht auf einen Stuhl und legen Sie die linke Hand unter die Sitzfläche Ihres Gesäßes. Drehen Sie den Kopf nun um 45 Grad nach rechts und legen die rechte Hand oberhalb des linken Ohres an den Kopf. Ziehen das Kinn in Richtung Brustkorb und neigen Sie den Kopf sanft nach unten in Richtung rechtes Knie. Die Brustwirbelsäule bleibt gerade und die rechte Schulter bleibt hinten und unten. ❷ Erspüren Sie die Nackendehnung in der linken Halsseite und atmen Sie dorthin ein und aus; halten Sie die Position 20–30 Sekunden. Dann den Kopf langsam wieder anheben, die Hände auf dem Schoß ablegen und gelöst der Dehnungsübung nachspüren. Danach zur anderen Seite dehnen.

Tipp: Sie können den nicht arbeitenden Arm auch hängen lassen oder diese Hand anwinkeln und nach unten in Richtung Boden schieben. Wichtig ist, dass die Schulter dieses Arms nach unten geschoben wird.

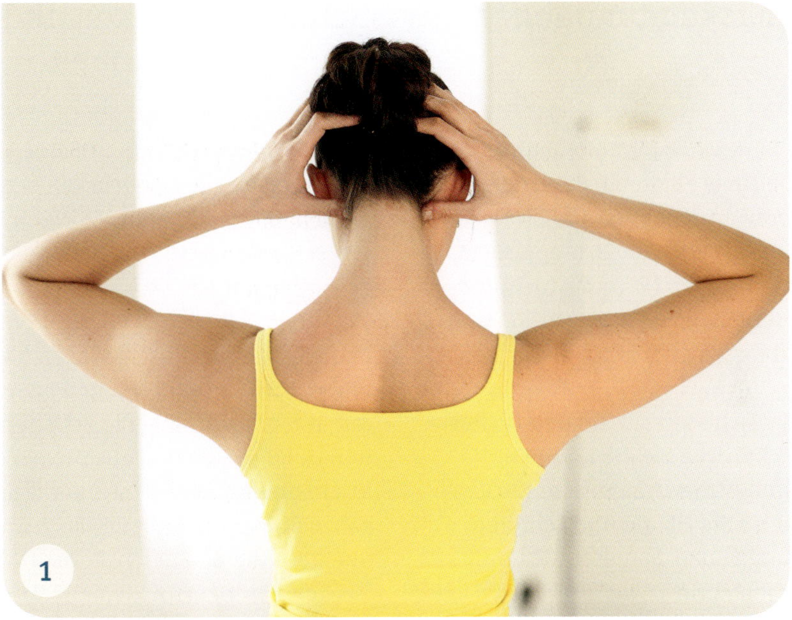

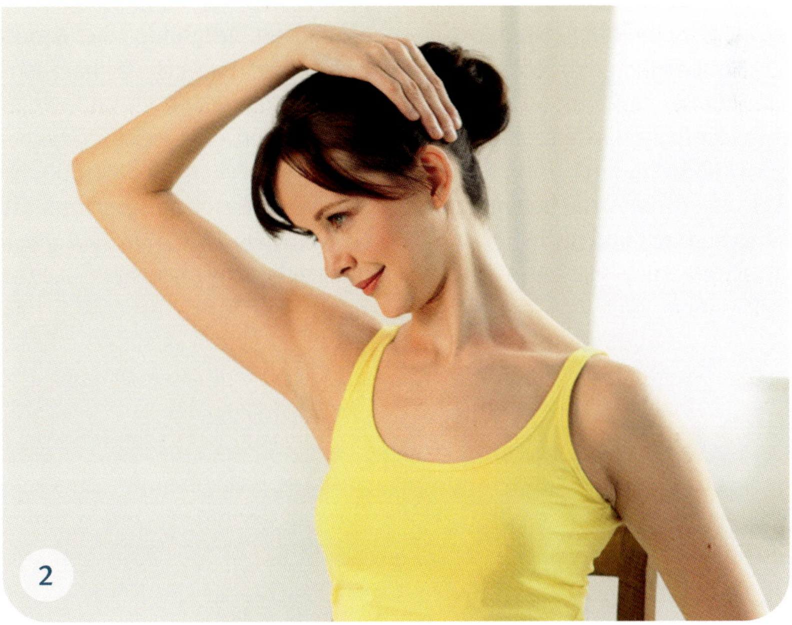

Brustmuskulatur dehnen

Mit der vorgeschobenen Kopfhaltung gehen meistens ein Rundrücken sowie vorgeschobene Schultern einher. Dabei verkürzen sich auch die Brustmuskeln. Deshalb darf deren Dehnung nicht vergessen werden, wenn es um Atlas- und Nackenübungen geht.

Stellen Sie sich aufrecht auf den Boden und verschränken Sie die Hände mit gestreckten Armen hinter dem Rücken. Schieben Sie die Hände und Schultern in Richtung Boden. Spannen Sie dann die Bauchmuskeln etwas an (Nabel nach innen ziehen), ziehen Sie die Schulterblätter in Richtung Wirbelsäule und heben Sie die Arme hinten hoch. Oberkörper und Kopf bleiben aufrecht; der Blick ist nach vorne gerichtet. Lassen Sie den Atem gelöst fließen, während Sie die Dehnung 20–30 Sekunden halten. Danach locker lassen, die Arme neben dem Körper hängen lassen und nachspüren.

Schultern, Nacken und Rücken entspannen

Setzen Sie sich aufrecht auf einen Stuhl und legen Sie die Handrücken bequem auf den Oberschenkeln ab. Wenn Sie wollen, schließen Sie die Augen oder schauen Sie entspannt nach vorne unten.

Beobachten Sie zunächst Ihren Atem, wie er kommt und geht, und lassen Sie mit jeder Ausatmung die Schultern tiefer und tiefer sinken und alle Anspannung los. In diesem Bereich steckt oft der ganze Stress Ihres Alltags, auch Emotionen und Ängste. Stellen Sie sich vor, wie Sie sich unter einem kleinen Wasserfall befinden und wie das Wasser angenehm über Hinterkopf, Nacken und Schultern hinabfließt. Empfinden Sie, wie prickelnd und erfrischend sich das herabströmende Wasser anfühlt und wie es alle Spannungen aus Genick, Nacken und dem Schulterbereich wegspült. Nehmen Sie sich Zeit, sich diesem wunderbaren spannungslösenden Vorstellungsbild hinzugeben.

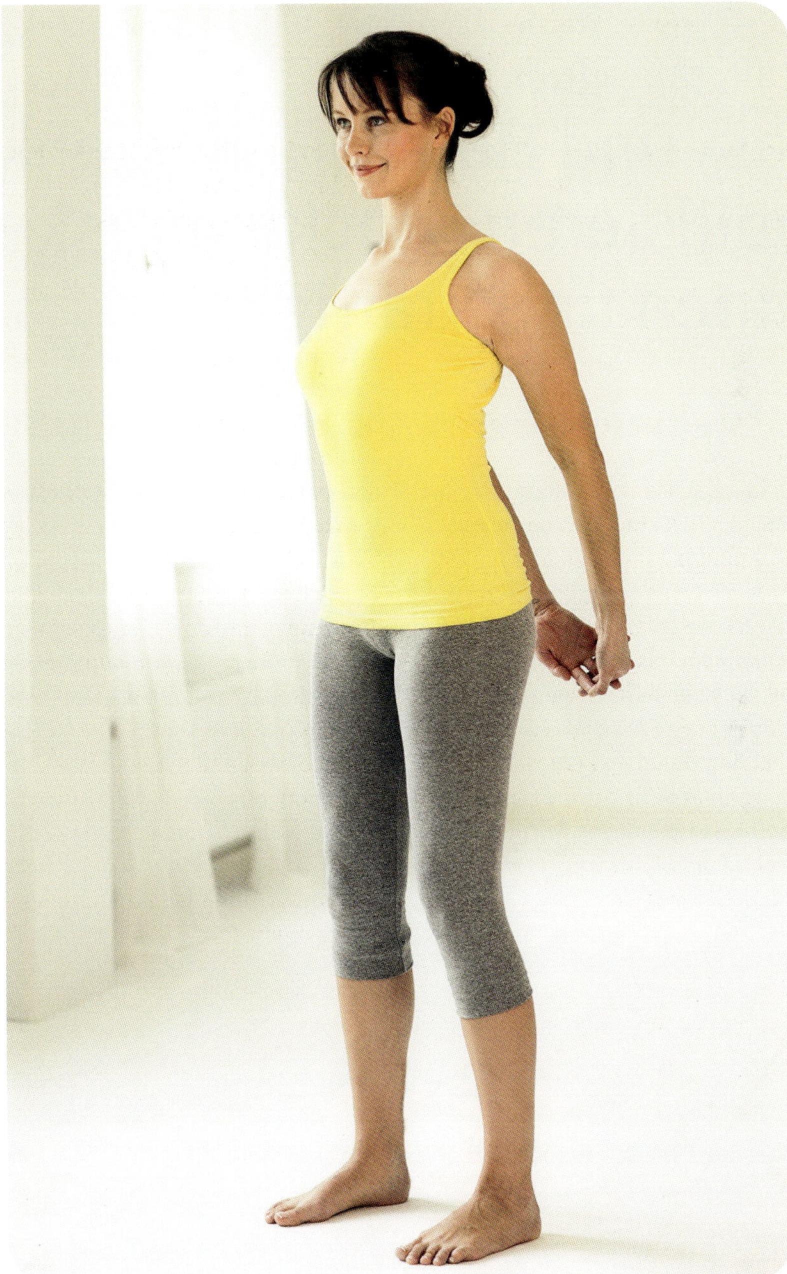

6. Übungsprogramm:

Atlas- und Halswirbelgelenke mobilisieren; Nackenmuskeln dehnen und kräftigen

Der Atlas trägt den schweren Kopf, der sich zudem in alle Richtungen bewegen kann. Durch Fehlhaltungen entstehen mit der Zeit Muskelverspannungen, die zu Schmerzen führen und die Kopfbeweglichkeit einschränken. Das große Problem dieses Gelenks: Es hat seine Beweglichkeit verloren. Das oberste Atlasgelenk macht »dicht«. Mit den Übungen in diesem Programm können Sie dieses feine, kleine Gelenk mobilisieren und von Anspannungen befreien.

Dabei geht es vor allem um Nickbewegungen, denn der Atlas ist unser Nickgelenk. Er ist sozusagen zum Nicken da. Diese Nickbewegungen sollten Sie in allen Positionen und ganz bewusst ausführen. Erfühlen Sie dabei, wie beim Nicken im hinteren Nacken-, Atlasbereich Weite entsteht. Gleichzeitig kräftigen Sie die vorderen schwachen Halsbeugemuskeln. Dies hilft nicht nur gegen »Nackensteifigkeit«, sondern stabilisiert auch die Kopfhaltung.

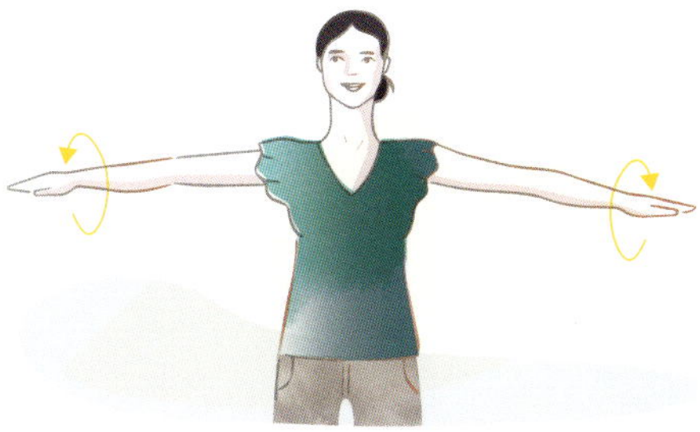

Arme kreisen, Schultern lockern (S. 104)

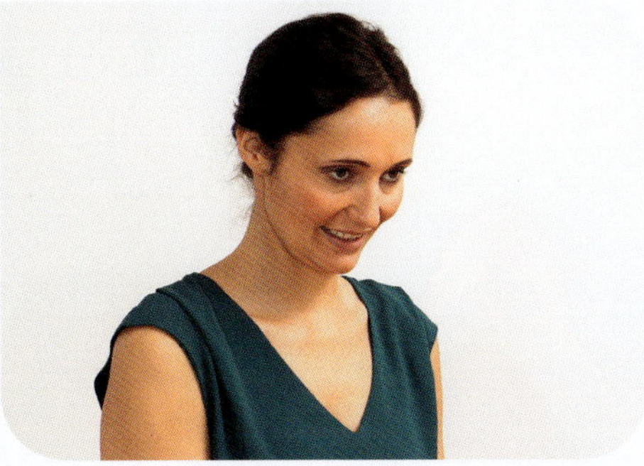

Kurze Nackenmuskeln dehnen, Halswirbel- und Atlasgelenke mobilisieren (S. 105)

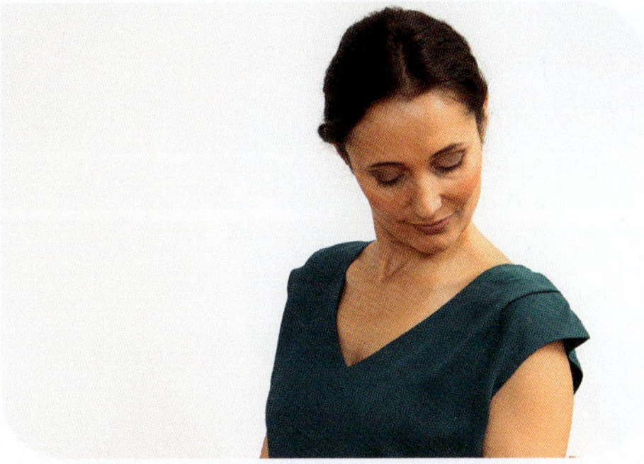

Atlas- und Halswirbelgelenke beweglich machen, Faszien lösen (S. 106)

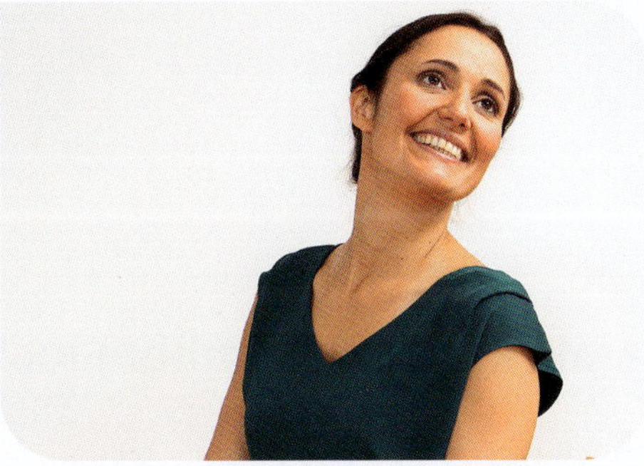

Atlasgelenke und Halswirbelsäule mobilisieren (S. 106)

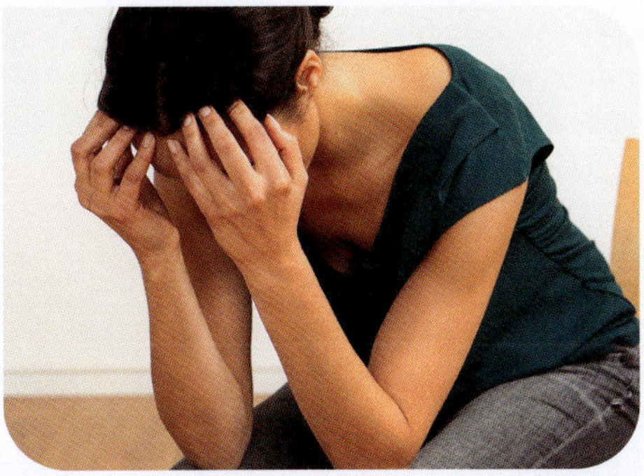

Tiefe Halsbeuger kräftigen, Halswirbelsäule stabilisieren (S. 108)

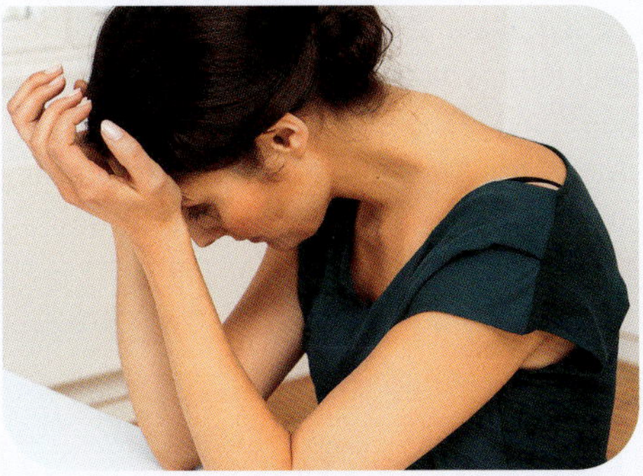

Atlas und Nacken entspannen (S. 108)

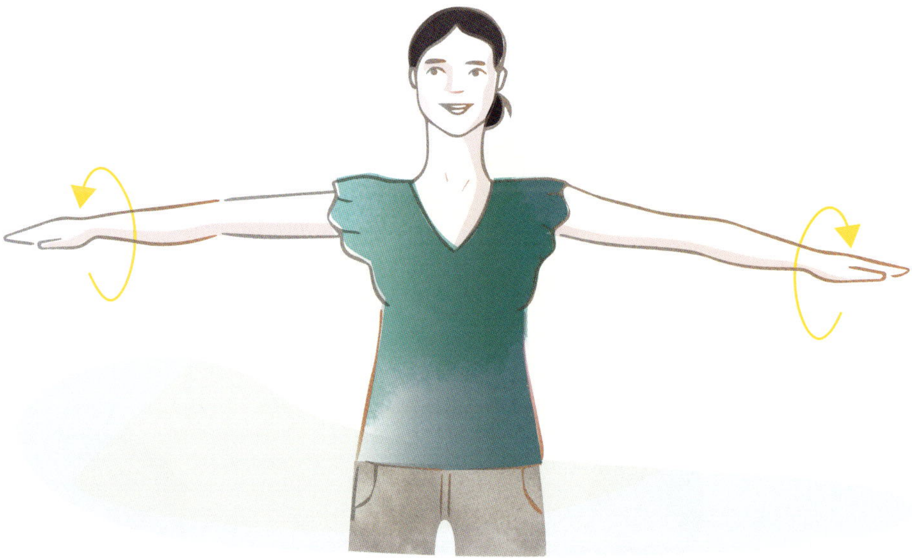

Arme kreisen, Schultern lockern

Strecken Sie im Sitzen oder Stehen beide Arme waagerecht zur Seite. Ziehen Sie die Schultern dabei nicht hoch. Machen Sie kleine Kreise mit den Armen und betonen Sie die Richtung nach hinten unten. Die Kreise werden langsam immer größer, bis Sie schließlich ganz große Kreise schwingen. Dann langsam die Kreise wieder kleiner werden lassen.

Variante: Strecken Sie die Arme zur Seite und kreisen Sie diesmal nur die Schultern. Kreisen Sie sie weit nach hinten und unten. Alternativ können Sie die Arme aber auch einfach nach unten hängen lassen und die Schultern zurück kreisen.

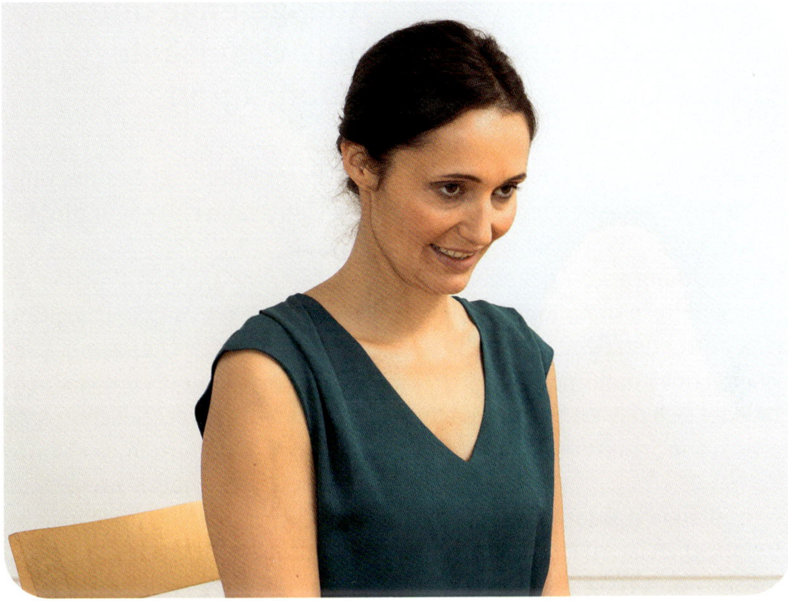

Kurze Nackenmuskeln dehnen, Halswirbel- und Atlasgelenke mobilisieren

Setzen Sie sich aufrecht auf einen Stuhl und lassen Sie die Hände bequem auf den Oberschenkeln liegen. Wenn Sie wollen, können Sie die Übung auch im Stehen ausführen. Die Schultern befinden sich in einer Linie unter den Ohren. Lassen Sie den Scheitel des Kopfes nach oben wachsen, wobei sich das Kinn leicht nach hinten bewegt. Die Schultern bleiben entspannt locker. Können Sie dabei wahrnehmen, wie sich die Kondylen des Hinterhaupts eine Spur von den Gelenkflächen des Atlas abheben?

Ziehen Sie dann das Kinn zum Brustbein und achten Sie darauf, dass die Brustwirbelsäule aufrecht bleibt. Die Bewegung findet nur in den oberen Atlasgelenken statt. Erspüren Sie die Nackendehnung.

Variante 1: Machen Sie eine kleine Nickbewegung; der Kopf bleibt dabei wie oben angegeben minimal vorgebeugt (Kinn zeigt zum Brustbein).

Variante 2: Wiegen Sie das Kinn langsam nach rechts und links, immer nah am Brustbein entlang.

Atlas- und Halswirbelgelenke beweglich machen, Faszien lösen

Setzen Sie sich aufrecht auf einen Stuhl und lassen Sie die Hände bequem auf den Oberschenkeln liegen. Wenn Sie wollen, können Sie die Übung auch im Stehen machen. Die Schultern befinden sich in einer Linie unter den Ohren. Lassen Sie den Scheitel des Kopfes nach oben wachsen, wobei sich das Kinn leicht nach hinten bewegt. Die Schultern bleiben tief.

Drehen Sie nun den Kopf so weit, wie es schmerzfrei möglich ist, nach links. Halten Sie diese Position 10–15 Sekunden, während Sie gelöst weiteratmen.

Machen Sie dann 10–20 minimale Nickbewegungen aus den Kopfgelenken heraus (bitte keine Schulter vor- oder hochziehen). ❶ Bleiben Sie im Kieferbereich locker. Drehen Sie dann den Kopf zur Mitte zurück, spüren Sie nach und üben Sie dann zur anderen Seite.

Variante 1: Drehen Sie den Kopf wieder nach links und senken Sie das Kinn minimal. Machen Sie dann eine kleine Nein-Bewegung.

Atlasgelenke und Halswirbelsäule mobilisieren

Bei dieser Übung geht es um sehr weite Bewegungsausschläge für die Halswirbelsäule.

Nehmen Sie die Ausgangsposition wie in der vorherigen Übung ein. Drehen Sie den Kopf weit nach links (achten Sie darauf, dass die rechte Schulter hinten und beide Schultern unten bleiben). Senken Sie dann das Kinn nach unten (nicht vergessen: »in die Länge beugen«; der Atlasbereich ist weit) und schauen Sie zur linken Achsel.

Aus dieser Position heraus heben Sie den Kopf schräg nach links oben an und schauen zur Decke. Die Nase zeigt dabei über die linke Schulter. ❷ Führen Sie diese Bewegung 5- bis 10-mal sehr langsam und konzentriert aus. Falls Schmerzen auftreten sollten, brechen Sie die Übung vorerst ab. Führen Sie die Übung unbedingt sehr langsam, in Zeitlupe aus. Üben Sie dann zur anderen Seite. Fällt es Ihnen zu einer Seite leichter als zur anderen?

Tipp: Sie können die gegengleiche Hand an den Hinterkopf legen und dadurch die Halswirbel unterstützen.

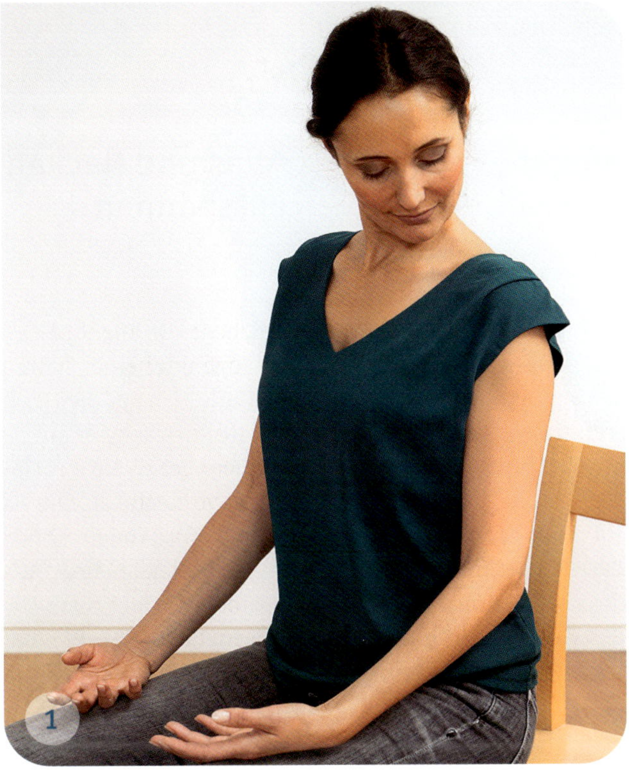
1

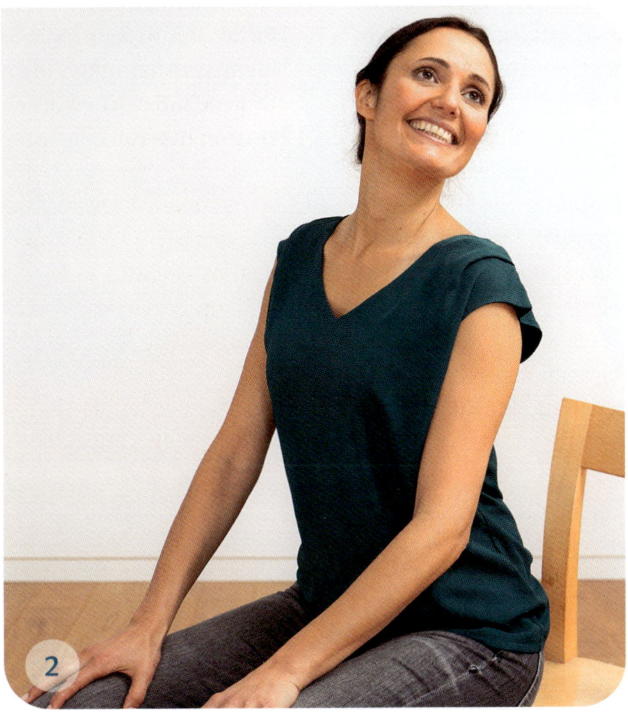
2

Tiefe Halsbeuger kräftigen, Halswirbelsäule stabilisieren

Um eine Stabilisation der Halswirbelsäule zu erreichen, müssen die hinteren verkürzten Nackenmuskeln gedehnt und gelöst, die vorderen tiefen Halsbeugemuskeln dagegen gekräftigt werden.

Setzen Sie sich auf einen Stuhl und beugen Sie den Oberkörper mit gerader Wirbelsäule nach vorne. Stützen Sie die Ellenbogen auf den Knien oder einem Tisch ab und legen Sie die Fingerkuppen beider Hände (außer den Daumen) an den Haaransatz. Ziehen Sie das Kinn zu sich heran und drücken Sie gleichzeitig die Stirn gegen die Finger. ❶ Können Sie die Dehnung im Atlasbereich in den kurzen Nackenmuskeln spüren? Gleichzeitig öffnen sich die erst zusammengedrückten oberen Kopfgelenke. Die tiefen Halsbeugemuskeln werden gekräftigt. Halten Sie die Spannung 15–30 Sekunden. Dann die Unterarme senken und einen Moment nachspüren, bevor Sie die Übung wiederholen.

Tipp: Der Kieferbereich bleibt entspannt. Die Schultern ziehen nicht zu den Ohren.

Variante: Gleiche Finger- oder Handballenstellung wie oben. Wackeln Sie dann mit dem Kopf wie ein Wackeldackel minimal hin und her; lediglich aus den Kopfgelenken heraus.

Atlas und Nacken entspannen

Legen Sie die Ellenbogen, wie oben, auf die Knie oder eine (Schreib-)Tischplatte und die Stirn auf die Handballen. Lassen Sie die Stirn schwer auf den Händen ruhen und geben Sie das Gewicht des Kopfes an die Hände ab. Die Nackenmuskeln dürfen entspannen. ❷ Stellen Sie sich im Schädelbasis- bzw. Atlasbereich eine sprudelnde Quelle vor. Diese Wasserquelle bringt Lösung und Entspannung sowie Weite und Erfrischung für den Atlas und das Genick.

Variante: Setzen Sie sich auf einen Stuhl und stellen Sie einen zweiten Stuhl oder Hocker mit Kissen vor sich. Dann die Unterarme darauf ablegen und die Stirn auf den Unterarmen ablegen. In dieser Position den Nacken entspannen.

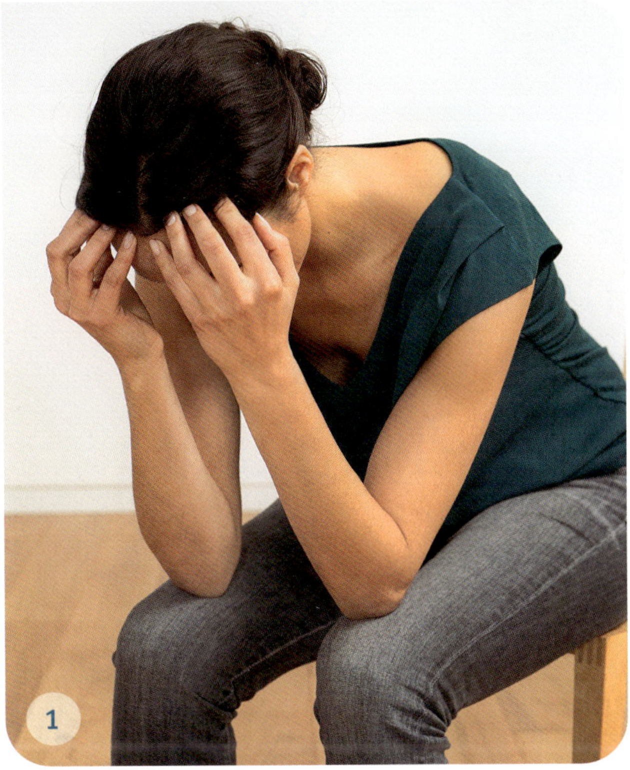

1

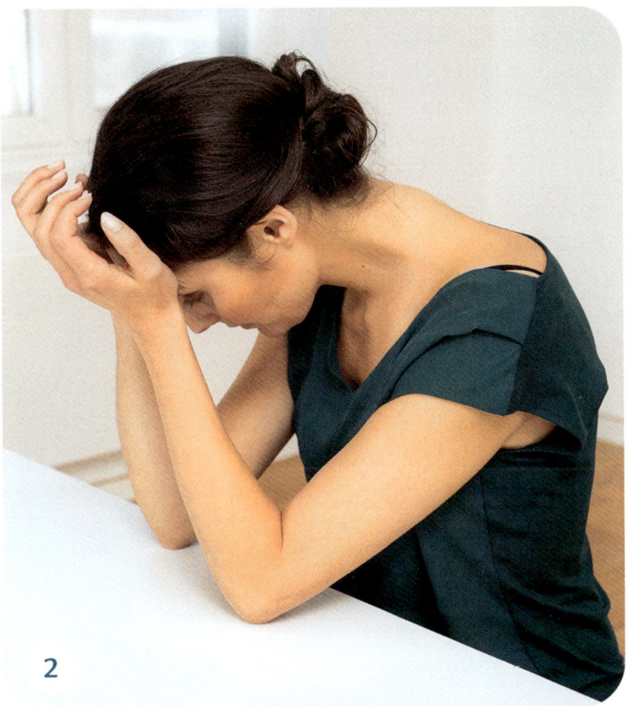

2

7. Übungsprogramm:

Atlas mobilisieren, Nackenmuskeln dehnen und kräftigen

Bei diesem Übungsprogramm benötigen Sie noch einmal ein Handtuch. Diesmal hilft das Handtuch, das im Bereich der Schädelbasis angelegt wird, die Kopfgelenke sanft zu mobilisieren. Erspüren Sie bewusst, wie sich der Kopf automatisch in die Gegenrichtung dreht, wenn Sie ein wenig an einer Handtuchseite ziehen. Sehr angenehm ist die letzte Übung in Rückenlage, die in einer entlasteten Lage lösend auf das Drehgelenk (Atlas-Axis-Gelenk) wirkt.

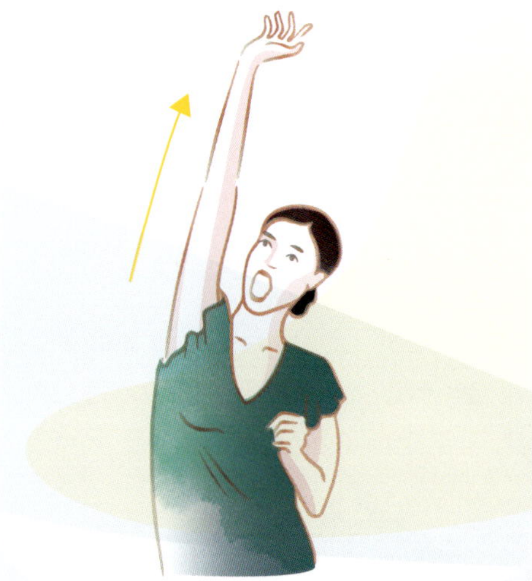

Stoffwechsel-, Dehnungs- und Atemübung (S. 112)

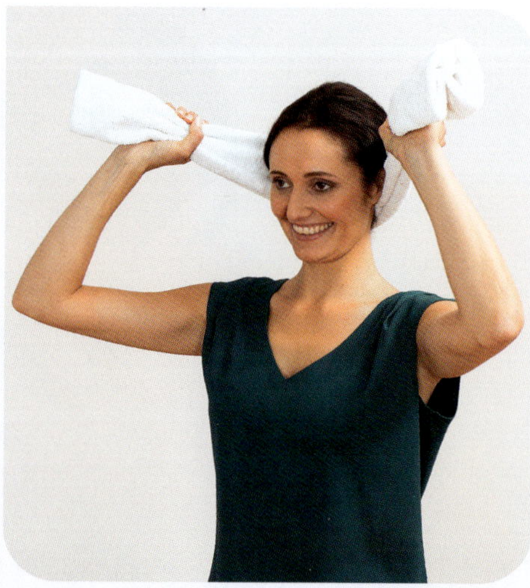

Nacken und Atlas massieren, Muskel- und Fazienspannungen lösen (S. 113)

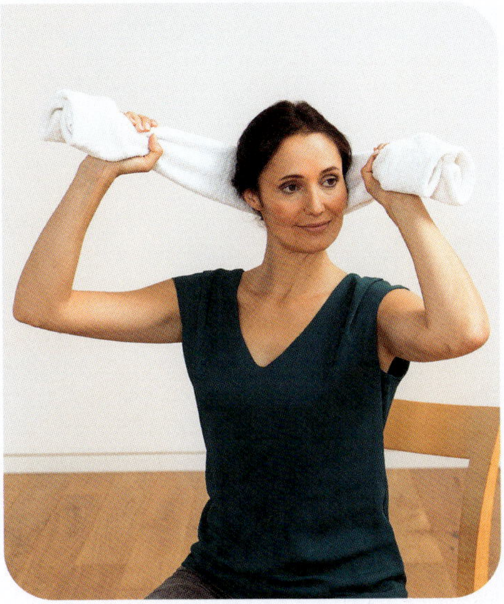

Atlasgelenke mobilisieren, Blockaden lösen (S. 114)

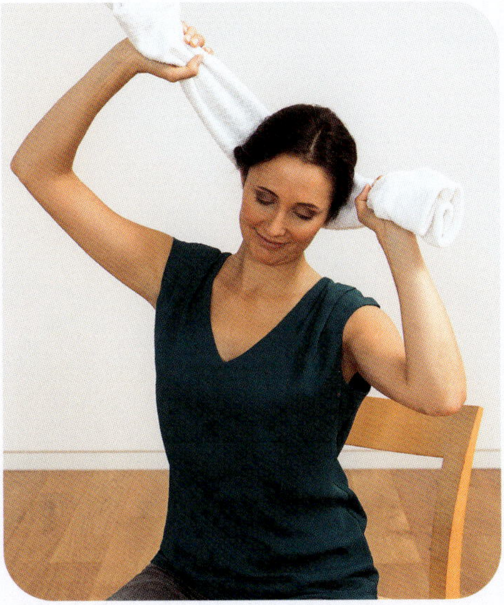

Atlasgelenke mobilisieren in neuem »Winkel« (S. 114)

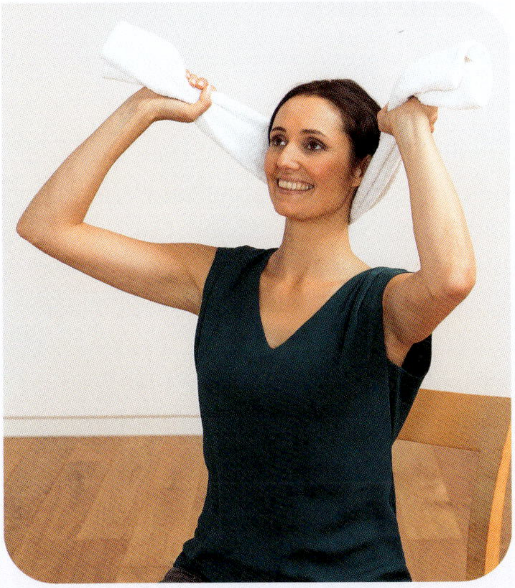

Kurze Nackenmuskeln lösen und befreien (S. 116)

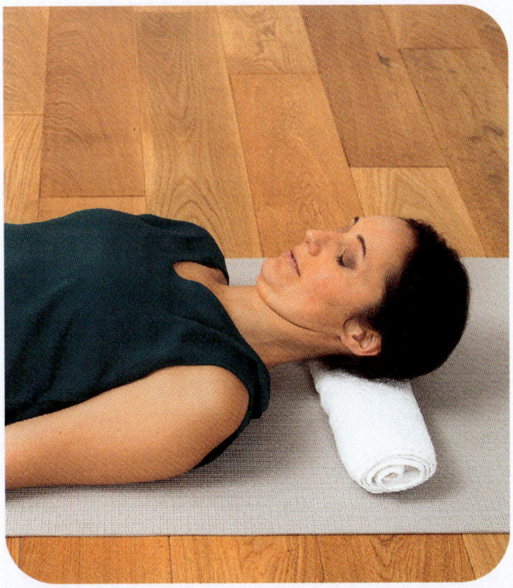

Nacken dehnen und entspannen (S. 116)

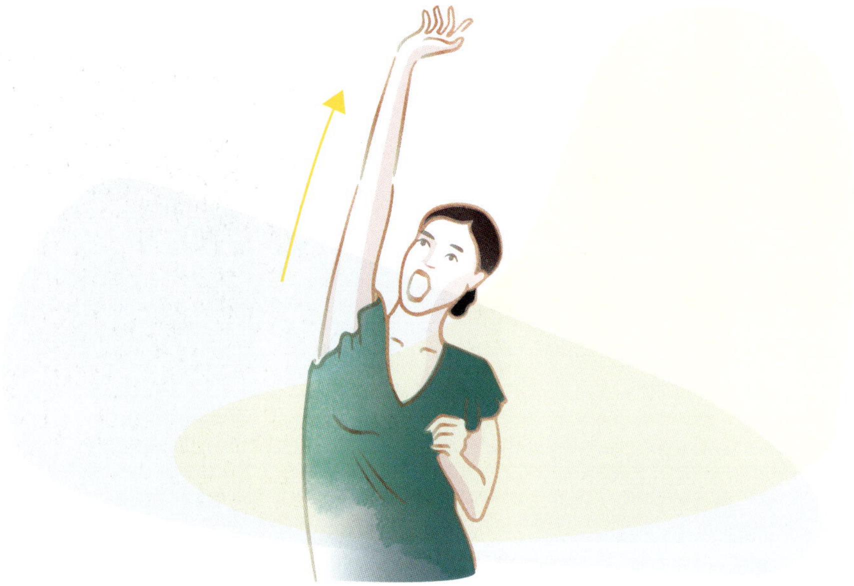

Stoffwechsel-, Dehnungs- und Atemübung

Stellen Sie sich aufrecht auf den Boden und winkeln Sie die Ellenbogen an, sodass die Unterarme parallel zum Boden sind. Gehen Sie dann 1–3 Minuten auf der Stelle und lassen Sie die Arme gegengleich an der Seite locker mitschwingen. Dadurch regen Sie den Stoffwechsel und den Atem an.

Heben Sie dann die Arme senkrecht nach oben und strecken Sie sich so richtig durch. Greifen Sie abwechselnd mit der rechten und linken Hand nach oben, als ob Sie Äpfel pflücken wollten. Erspüren Sie die Dehnung in der Wirbelsäule und den Körperseiten. Körper und Wirbelsäule werden langgezogen. Der Kopf bleibt gerade und der Blick ist geradeaus gerichtet. Den Atem gelöst fließen lassen.

Variante 1: Schieben Sie die Handflächen nach oben und öffnen Sie den Mund ganz weit, als ob Sie gähnen würden.

Variante 2: Als Atemübung: Recken und strecken Sie sich und atmen Sie dabei ein. Dann ausatmend die Arme fallen lassen und kräftig ausschütteln.

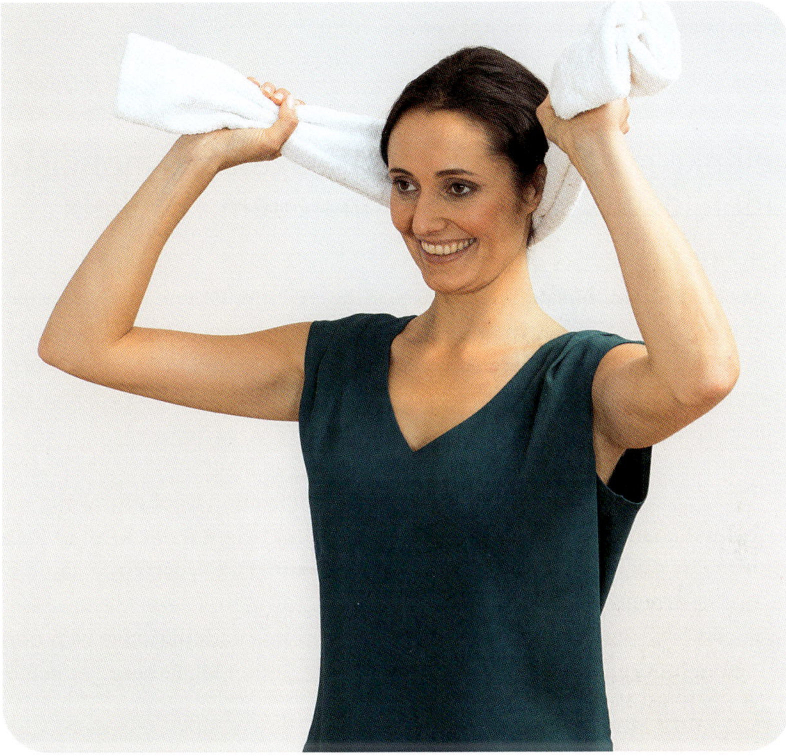

Nacken und Atlas massieren, Muskel- und Faszienspannungen lösen

Diese Massageübung können Sie zwischen einzelnen Übungen, aber auch im Alltag, immer wieder einschieben.

Nehmen Sie ein zusammengerolltes Handtuch in beide Hände und legen Sie es hinten an die Halswirbelsäule. Massieren Sie die Halswirbelsäule, indem Sie abwechselnd den rechten und linken Handtuchzipfel 30–60 Sekunden nach vorne ziehen.

Massieren Sie die Halswirbel dann zusätzlich mit Hin-und-her-Bewegungen, indem Sie mit dem Handtuch langsam von unten nach oben wandern.

Variante 1: Während Sie das Handtuch hin- und her bewegen, beugen und strecken Sie den Kopf.

Variante 2: Massage des Schädelbasisbereichs: Gehen Sie wie oben beschrieben vor, jedoch legen Sie das Handtuch nicht an die Halswirbelsäule, sondern etwas höher an den Schädelbasisbereich und massieren diesen mit Hin-und-her-Bewegungen.

Atlasgelenke mobilisieren, Blockaden lösen

Legen Sie das Handtuch über den Schädelbasisbereich, wo die Halswirbelsäule in den Schädel übergeht. Halten Sie die Handtuchenden schräg nach vorne fest. Der Kopf ist aufrecht, der Scheitel zieht nach oben.

Drücken Sie den Schädelbasisbereich nach hinten gegen das Handtuch und ziehen Sie mit der rechten Hand das Handtuch nach vorne. Lassen Sie den Kopf dabei einfach mitgehen. Er wird sich automatisch nach links drehen. ❶

Verharren Sie 8–12 Sekunden in dieser Drehung und kehren Sie dann in die aufrechte Position zurück. Üben Sie dann zur anderen Seite. Nach 4–8 Wiederholungen spüren Sie nach. Wie fühlt sich der Atlasbereich jetzt an?

Variante: Führen Sie die Übung nach rechts und links in fließendem Wechsel, aber sehr langsam und konzentriert aus.

Atlasgelenke mobilisieren in neuem »Winkel«

Diese Übung ist wie die vorherige, nur in einem anderen Winkel. Dadurch werden andere Teile in den Atlasgelenken und Nackenmuskeln angesprochen. Gelenkschmiere wird angeregt.

Beugen Sie den Kopf ein wenig nach vorne und ziehen das Kinn in Richtung Brustbein. Die Brustwirbelsäule bleibt dabei aufrecht. Legen Sie das Handtuch über den Schädelbasisbereich und halten Sie die Enden leicht schräg nach oben fest.

Ziehen Sie dann den rechten Zipfel mit der rechten Hand schräg nach oben, während die untere Hand das Handtuch nur festhält. Der Kopf dreht automatisch in die Gegenrichtung. Die restliche Wirbelsäule bleibt aufrecht und bewegt sich nicht mit. ❷ Halten Sie die Dehnung 8–12 Sekunden und atmen Sie gelöst weiter. Bewegen Sie Ihren Kopf dann zurück zur Mitte und üben Sie zur anderen Seite. Nach 4–8 Wiederholungen spüren Sie der Übung nach. Wie fühlt sich der Atlasbereich jetzt an?

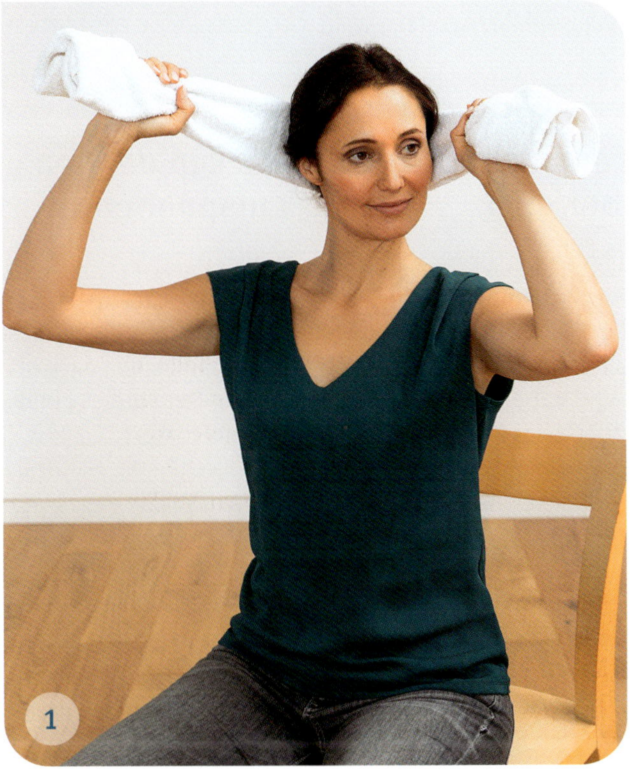

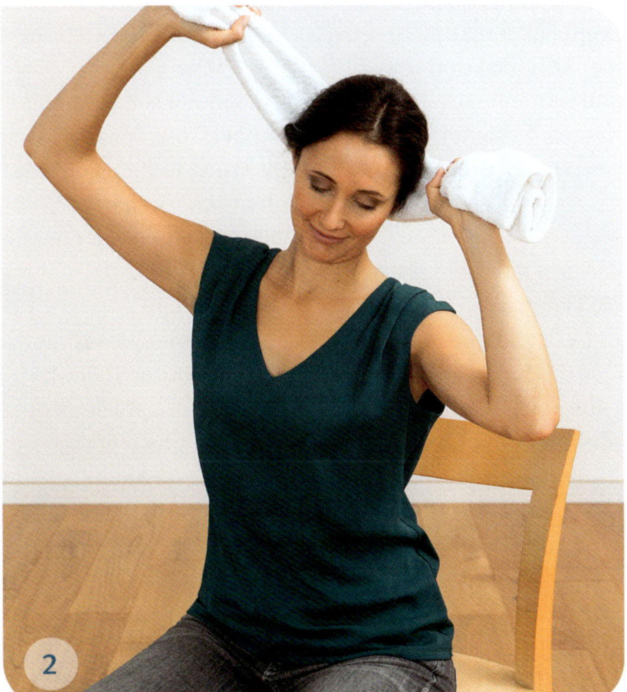

Kurze Nackenmuskeln lösen und befreien

Legen Sie ein längs zusammengerolltes oder auch großflächig zusammengelegtes Handtuch um den Hinterkopf- und Schädelbasisbereich und halten Sie es vorne fest. Ziehen Sie zuerst das Kinn etwas zum Brustbein und lassen Sie den Nacken lang werden und den Scheitel nach oben wachsen.

Bewegen Sie dann den Kopf etwas nach hinten und lassen ihn in das Handtuch wie in eine Hängematte sinken. Lassen Sie dabei den oberen Nackenbereich entspannt sein und den Hinterkopf im Handtuch ruhen. Die Arme leisten die Muskelarbeit. Auch der Unterkiefer bleibt entspannt. 1 Lassen Sie den Kopf 10–20 Sekunden in dieser Ruheposition und heben Sie ihn dann mit Hilfe des Handtuchs wieder an. Nach 4 Wiederholungen lassen Sie die Arme sinken und spüren gelöst nach.

Variante: Legen Sie den Kopf wie oben beschrieben in die Handtuch-Hängematte. Geben Sie sein Gewicht an das Handtuch ab. Drehen Sie dann den Kopf im Zeitlupentempo abwechselnd nach rechts und links; auf jede Seite 4- bis 8-mal. Vielleicht gefällt Ihnen auch die Vorstellung, den Kopf hin und her zu rollen, als wäre er ein Ball. Dann den Kopf mit Hilfe des Handtuchs wieder in die aufrechte Position anheben.

Nacken dehnen und entspannen

Legen Sie sich auf den Boden und stellen Sie die Beine auf. Die Arme liegen mit den Handflächen nach oben neben dem Körper. Der Hinterkopf liegt gut auf. Lassen Sie das Kinn bzw. den Schädelbasisbereich in die Handtuchrolle sinken und spüren Sie dabei, wie der Hinterkopf sanft ein wenig in die Länge gleitet. 2

Lassen Sie den Atem natürlich fließen und lassen Sie den Kopf mit jeder Ausatmung tiefer sinken. Beobachten Sie Ihre Nackenmuskeln, die immer mehr loslassen. Wie viel Länge lassen sie zu? Nach etwas Übung werden Sie feststellen, dass sie immer mehr nachgeben werden. Bleiben Sie auch im Kieferbereich entspannt.

Sie können sich auch bildlich vorstellen, wie der Schädelbasisknochen in Richtung Boden sinkt und Länge im oberen Nacken bzw. Weite zwischen den Gelenkflächen der obersten Kopfgelenke entsteht.

Die Kondylen des Hinterhauptknochens bilden mit den Gelenkflächen des Atlas das obere Kopfgelenk. Je mehr Weite hier entsteht, umso entlasteter ist das Gelenk. Wenn das Kinn in Richtung Boden sinkt, entstehen in diesen Gelenken Weite und Platz. Stellen Sie sich vor, dass die Gelenkflächen auseinandergezogen werden.

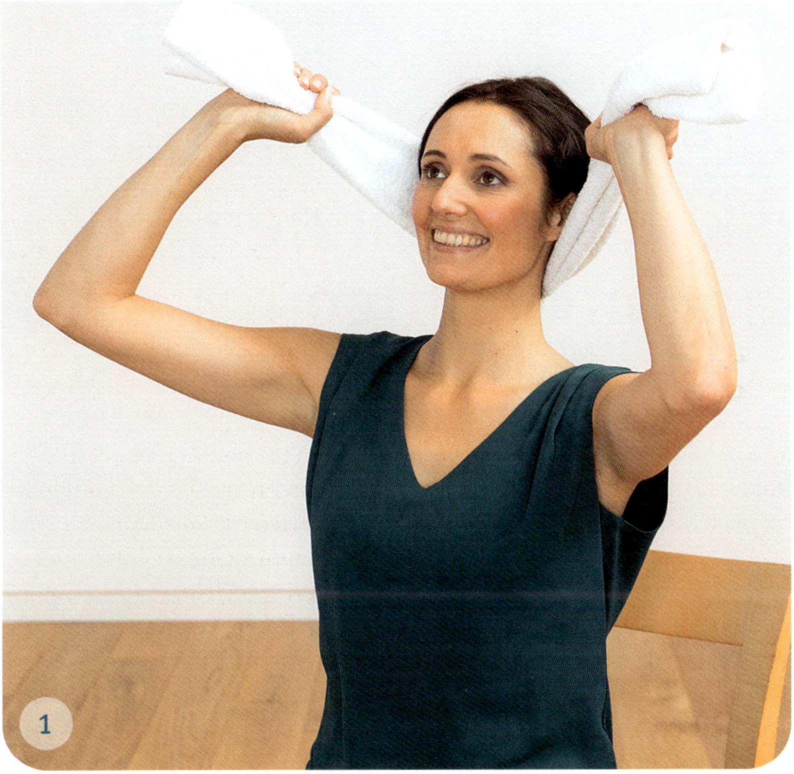

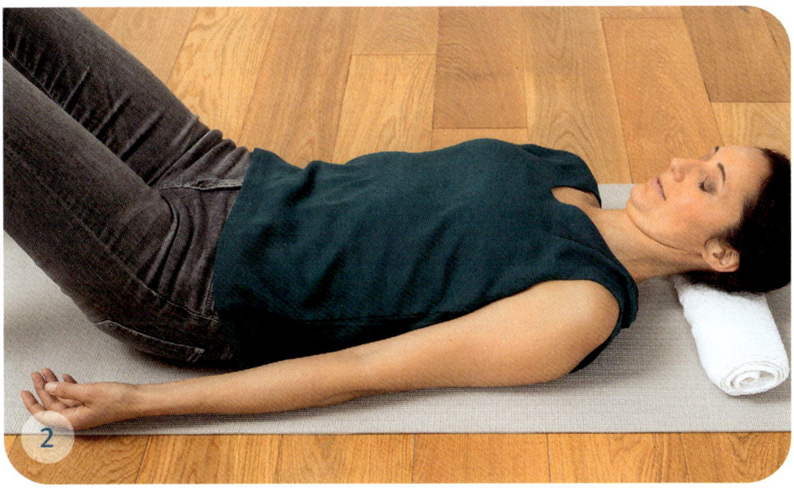

8. Übungsprogramm:

Nacken- und Halsbeugemuskeln entspannen, lösen und kräftigen

Für alle Übungen in der Rückenlage und besonders auch für die Entspannung in der Rückenlage ist es empfehlenswert, wenn Sie ein kleines Kissen unter den Kopf legen. Die Beine entweder aufstellen (dadurch ist das Kreuz entlastet) oder eine Knierolle unter die ausgestreckten Beine legen. Die Arme liegen entspannt, mit geöffneten Händen, neben dem Körper.

Die Rückenlage hat den Vorteil, dass man die Nackenmuskeln komplett entspannen kann und aus dieser Entspannung heraus Kräftigungs-, Dehnungs- und Mobilisationsübungen machen kann. Bei diesem Übungsprogramm dient teilweise ein Handtuch als Hilfsmittel. Rollen Sie dieses vorweg der Länge nach zusammen oder legen Sie es flächig zusammen, sodass der Kopf gut mit Hilfe des Handtuchs gestützt werden kann. Legen Sie es zunächst griffbereit zur Seite.

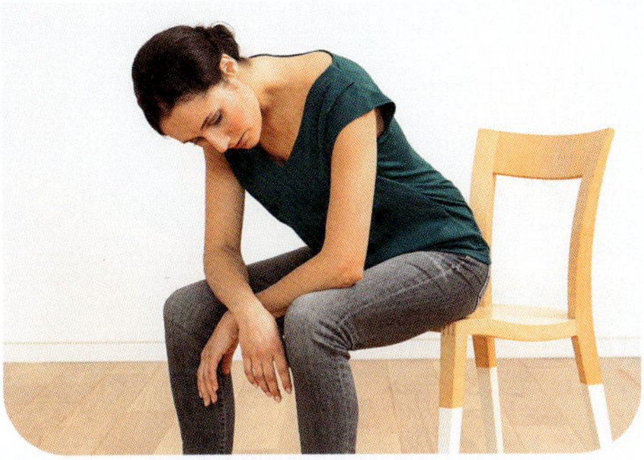

Nackenmuskeln dehnen und lockern (S. 120)

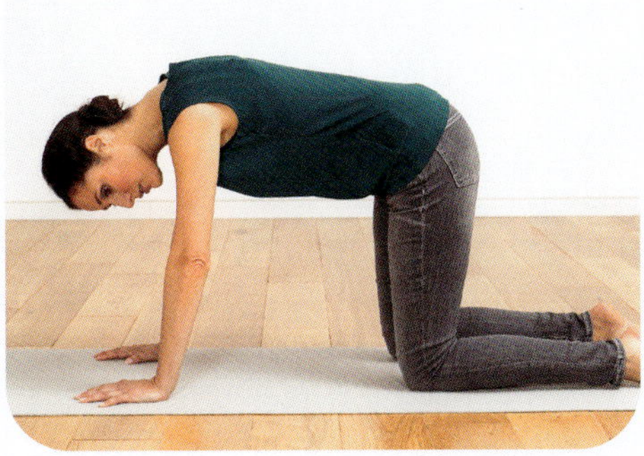

Nackenmuskeln entspannen und dehnen (S. 120)

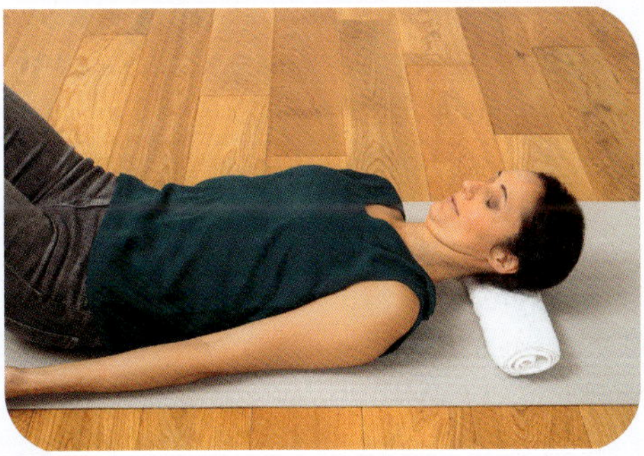

Atlasbereich und Muskelansätze entspannen (S. 122)

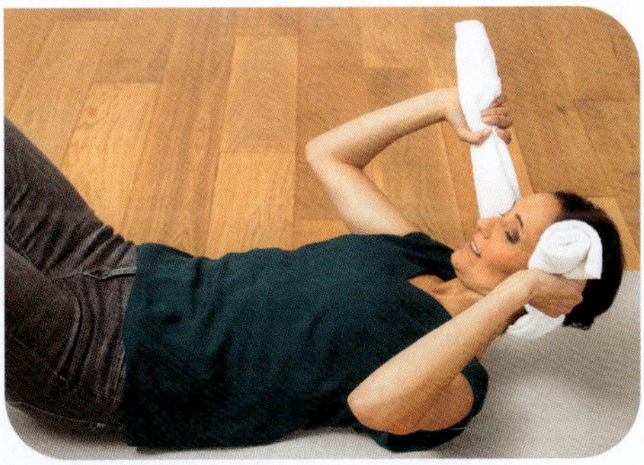

Halsbeuger kräftigen, Nackenmuskeln dehnen (S. 122)

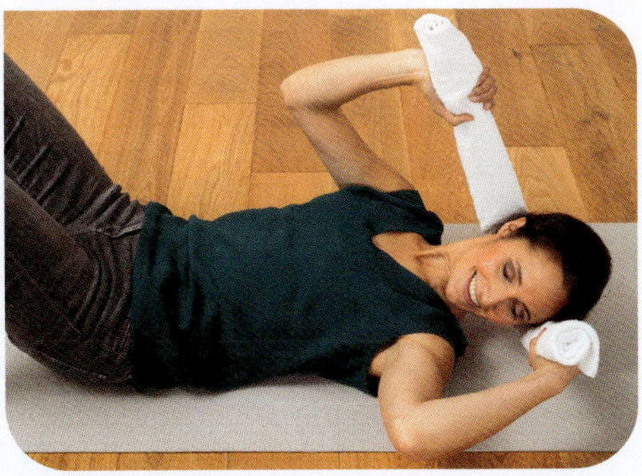

Atlasgelenke entspannen und mobilisieren (S. 124)

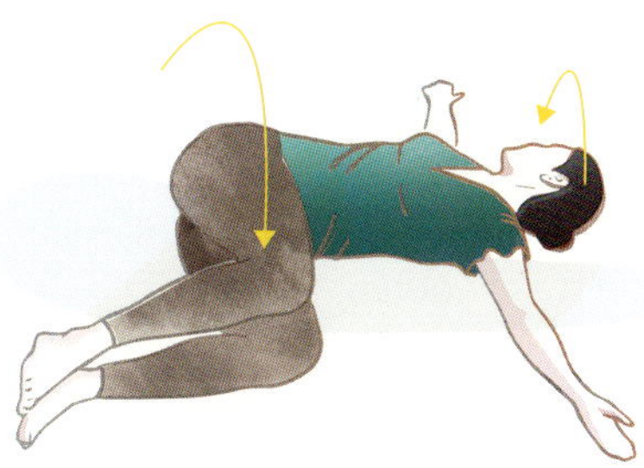

Wirbelsegmente entspannen und aufdehnen (S. 124)

Nackenmuskeln dehnen und lockern

Setzen Sie sich aufrecht auf das vordere Drittel eines Stuhls und ziehen Sie zur Stoffwechselanregung die Knie 20- bis 30-mal abwechselnd nach oben. Achten Sie darauf, dass Ihr Kopf aufgerichtet nach oben zieht. Beugen Sie dann den Oberkörper nach vorne und stützen Sie sich mit den Ellenbogen auf den hüftbreit auseinander stehenden Knien oder Oberschenkeln auf. Der Rücken ist gerade und befindet sich mit dem Hinterkopf in einer Linie.

Lassen Sie in dieser Position den Kopf schwer nach unten hängen und erspüren Sie die Dehnung in den Nackenmuskeln. Die Schultern nicht hochziehen. ❶ Bleiben Sie in dieser Dehnstellung 20–40 Sekunden und lassen Sie den Atem langsam fließen und achten Sie vor allem auf die lange Ausatmung. Mit jeder Ausatmung lassen Sie den Kopf schwerer werden.

Variante 1: Beginnen Sie aus der entspannten Nackenhaltung heraus den Kopf in kleinen Bewegungen hin und her zu schütteln, als ob Sie das Gesicht ausschütteln wollten.

Nackenmuskeln entspannen und dehnen

Die vorherige Übung können Sie auch gut im Vierfüßlerstand ausführen. Gehen Sie dazu auf Hände und Knie. Die Knie stehen hüftbreit auseinander, die Hände stehen unter den Schultern. Der Rücken ist gerade. Lassen Sie den Kopf schwer hängen und lassen Sie den Atem natürlich fließen. Mit jeder (langsamen und langen) Ausatmung lassen Sie den Kopf schwerer werden. Die Nackenmuskeln entspannen sich; die Atlasgelenke werden von Druck befreit.

Nach 20–40 Sekunden beginnen Sie, den Kopf in kleinen Bewegungen auszuschütteln. ❷ Noch vorteilhafter ist es, wenn Sie dabei ausatmen und ein langgezogenes »Ooooooh« ertönen lassen. Dann in der Bewegung innehalten und durch die Nase einatmen. Wiederholen Sie das Ausschütteln 4- bis 8-mal.

Variante: Die gesamte Wirbelsäule stretchen: Aus der oben beschriebenen Ausgangsposition (gerader Rücken) drücken Sie die Wirbelsäule nach oben und rollen den Kopf ein; dabei das Kinn eng ans Brustbein ziehen (Katzenbuckel). Halten Sie diese Dehnstellung 20–40 Sekunden, während Sie gelöst weiteratmen. Dann in die Ausgangsstellung zurückkommen.

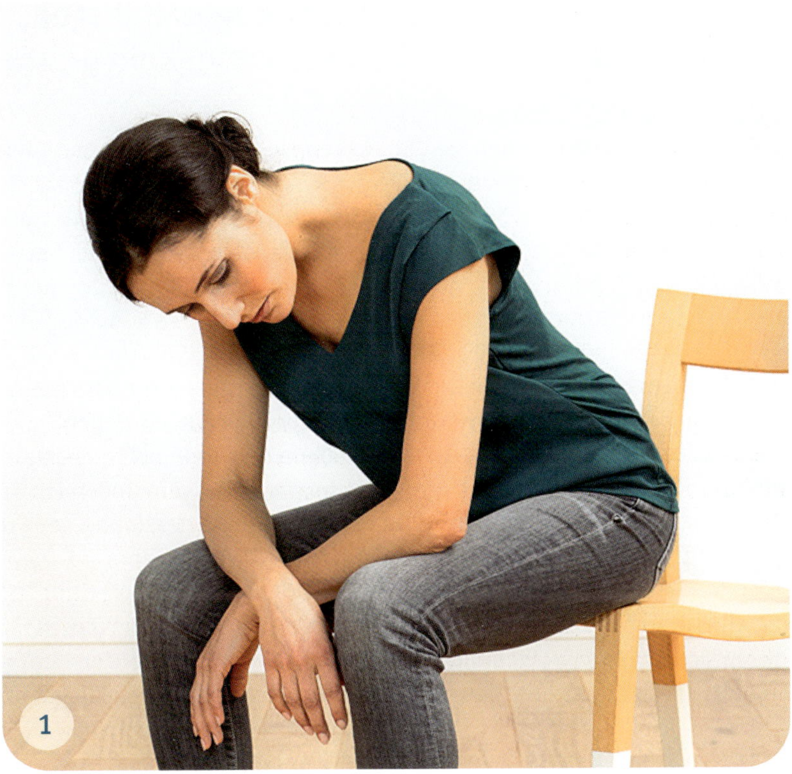
1

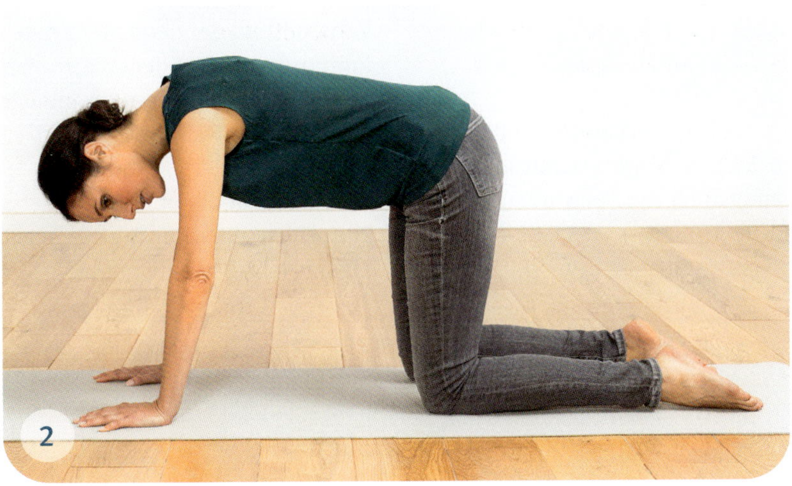
2

Atlasbereich und Muskelansätze entspannen

Legen Sie sich auf den Boden, stellen Sie die Beine auf und legen Sie das zusammengerollte Handtuch unter den Schädelbasisbereich, wo die Nackenmuskeln ansetzen. Das Handtuch sollte eine feste, spürbare Rolle sein. Die Arme ruhen neben dem Körper. Nehmen Sie sich 20–40 Sekunden (oder mehr) Zeit, sich darauf zu konzentrieren, dass der Kopf schwer nach unten sinkt und gleichzeitig in die Länge zieht. Das Kinn dreht sich dabei leicht in Richtung Kehlkopf. Die Schultern sind weg von den Ohren und der gesamte Rücken liegt gut auf dem Boden auf. Der Atem fließt langsam und natürlich. Konzentrieren Sie sich auf die Auflagepunkte auf dem Handtuch. 1

Variante: Drehen Sie den Kopf ganz langsam nach rechts und links. Konzentrieren Sie sich dabei auf den Bereich der oberen Atlasgelenke im Schädelbasisbereich.

Tipp: Um eine festere Handtuchrolle zu erreichen, können Sie das Handtuch bei dieser Übung auch von der kurzen Seite her zusammenrollen.

Halsbeuger kräftigen, Nackenmuskeln dehnen

Legen Sie sich auf den Boden, stellen Sie die Beine auf und legen Sie das längs zusammengerollte Handtuch unter den Schädelbasisbereich. Fassen Sie dann die Handtuchenden etwas kurz, um den Kopf leichter anheben zu können.

Spannen Sie zuerst die Bauchmuskeln an (Nabel nach innen ziehen) und heben Sie dann den Kopf mit Hilfe des Handtuchs ein wenig vom Boden an. Geben Sie das Gewicht des Kopfes ganz in die »Handtuch-Hängematte« ab. Die Arme tragen die Last, die Nackenmuskeln sind entspannt. 2 Halten Sie diese Position 10–20 Sekunden, dann den Kopf gelöst wieder auf dem Boden ablegen und kurz entspannen. Wiederholen Sie die Bewegung 4- bis 6-mal.

Variante 1: In der oben beschriebenen Endposition (Kopf liegt angehoben auf der Handtuch-Hängematte) machen Sie 20–30 kleine Nickbewegungen.

Variante 2: In der oben beschriebenen Endposition machen Sie 20- bis 30-mal kleine Nein-Bewegungen. 3

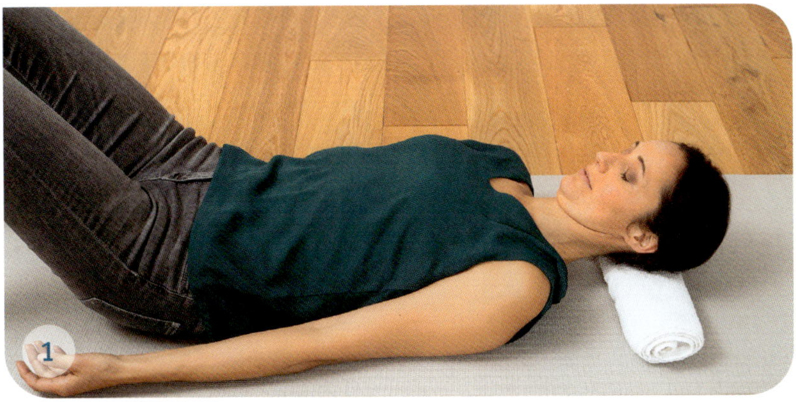
1

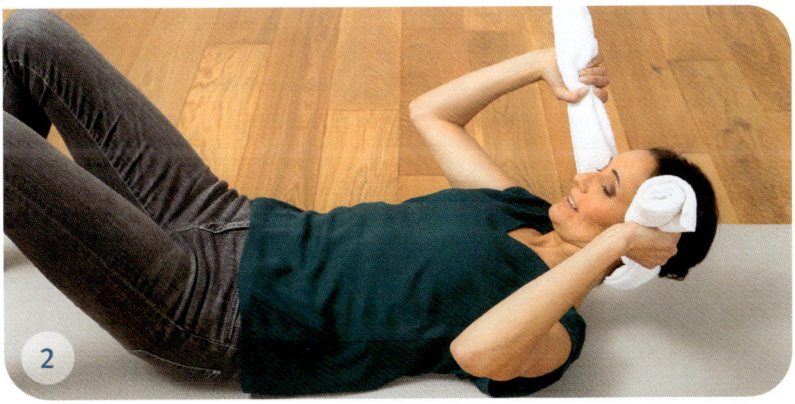
2

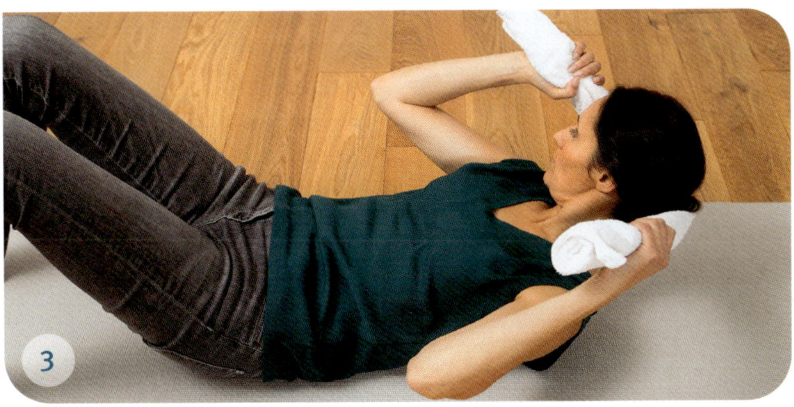
3

Atlasgelenke entspannen und mobilisieren

Legen Sie sich auf den Boden, stellen Sie die Beine auf und legen Sie das zusammengerollte Handtuch unter den Schädelbasisbereich. Die Arme ruhen neben dem Körper. Nehmen Sie sich 20–40 Sekunden (oder mehr) Zeit, sich darauf zu konzentrieren, dass der Schädelbasisbereich schwer nach unten in die Handtuchrolle sinkt und in die Länge zieht. Das Kinn dreht sich dabei leicht in Richtung Kehlkopf. Die Schultern sind weg von den Ohren und der gesamte Rücken liegt gut auf. Der Atem fließt langsam und natürlich.

Ziehen Sie das Kinn ein wenig in Richtung Kehlkopf, spannen Sie die Bauchmuskeln an und heben Sie dann den Kopf mit Hilfe des Handtuchs ein wenig vom Boden. Geben Sie das Gewicht des Kopfes in die Handtuch-Hängematte ab.

Ziehen Sie dann mit der rechten Hand den Handtuchzipfel über dem Kopf nach links und bleiben Sie für 2–4 Atemzüge in der Dehnposition. Erspüren Sie die Dehnung im Atlasbereich. ❶ Kehren Sie dann zur Mitte zurück und führen Sie die Bewegung zur anderen Seite aus. Legen Sie dann Kopf und Arme kurz ab, spüren Sie nach und wiederholen Sie die gesamte Übung 4- bis 6-mal.

Wirbelsegmente entspannen und aufdehnen

Legen Sie sich mit aufgestellten Beinen auf den Rücken und lagern Sie den Kopf auf einem zusammengelegten Handtuch oder einem kleinen Kissen. Die Arme liegen entspannt neben dem Körper und der Atem fließt frei und natürlich.

Breiten Sie nun die Arme seitlich im rechten Winkel aus und kippen Sie beide Knie zur rechten Seite. Der Kopf wird nach links gedreht. Die Knie werden vom Boden wie von einem Magneten angezogen, der Kopf ist weit gedreht. ❷ Bleiben Sie 20–30 Sekunden oder länger in dieser gedrehten Dehnposition und lassen Sie den Atem zur gesamten Wirbelsäule und zu den Rippen hin fließen. Danach zurückdrehen und gelöst nachspüren. Führen Sie die Übung dann zur linken Seite aus.

Variante: Fassen Sie beide Handtuchenden und strecken Sie die Arme nach hinten. Dann wie oben, die Knie zu einer Seite absenken. Den Kopf zur gegengleichen Seite drehen und zur Hand schauen. Dadurch wird die Dehnung verstärkt und auf andere Rumpfteile ausgeweitet.

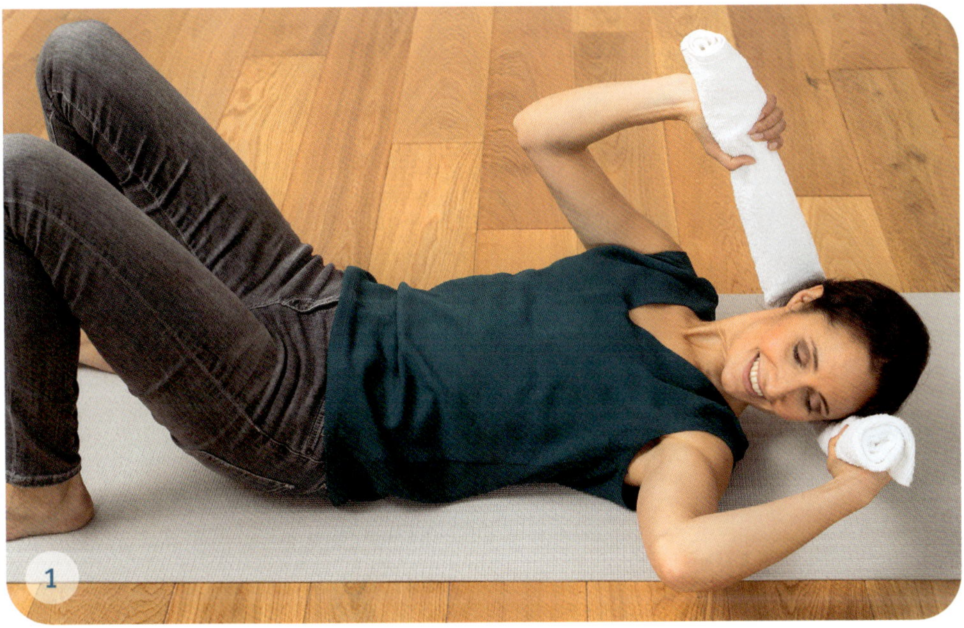

1

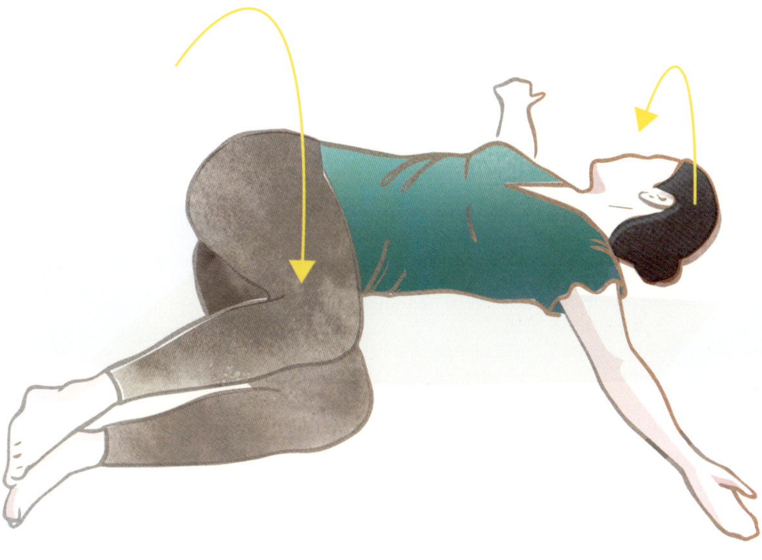

2

Sachverzeichnis

Mehr von **Heike Höfler**

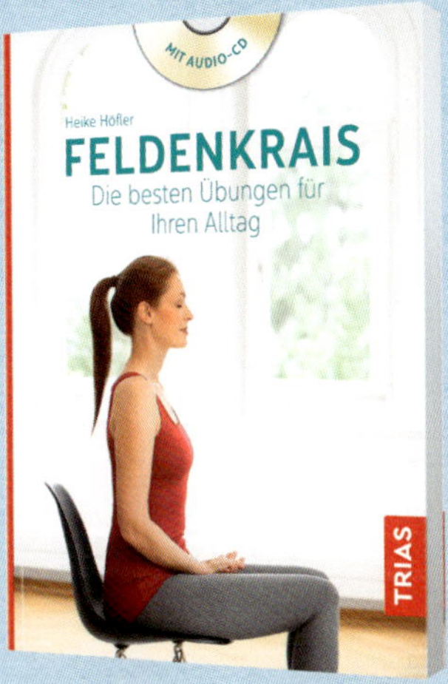

Heike Höfler
Feldenkrais
Die besten Übungen für Ihren Alltag
ISBN 978-3-432-10581-9

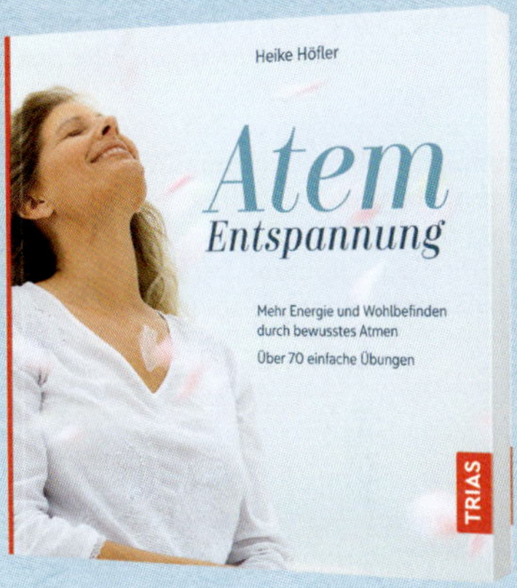

Heike Höfler
Atem-Entspannung
ISBN 978-3-432-10820-9

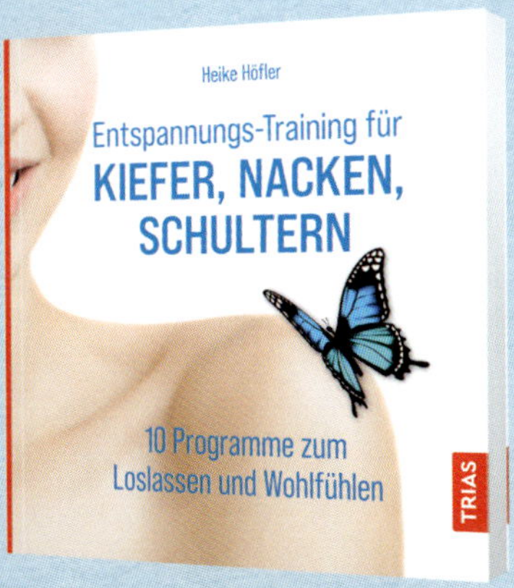

Heike Höfler
Entspannungs-Training
für Kiefer, Nacken, Schultern
ISBN 978-3-432-11472-9

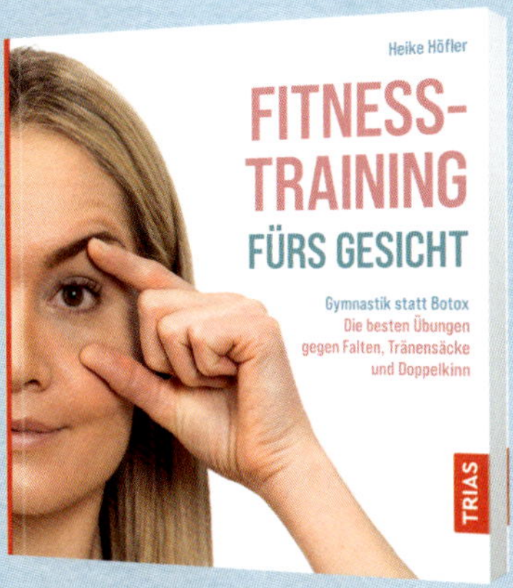

Höfler, Heike
Fitness-Training fürs Gesicht
ISBN 978-3-432-11612-9

Bequem bestellen über
www.trias-verlag.de
versandkostenfrei innerhalb Deutschlands

Stand 5/2022: Preisänderungen und Irrtum vorbehalten 22P4UU

Bibliografische Information der Deutschen Nationalbibliothek
Die Deutsche Nationalbibliothek verzeichnet diese Publikation in der Deutschen Nationalbibliografie; detaillierte bibliografische Daten sind im Internet über http://dnb.d-nb.de abrufbar.

Programmplanung: Celestina Filbrandt
Projektmanagement: Sabine Ilg
Redaktion: Magdalena Kieser
Bildredaktion: Christoph Frick
Umschlaggestaltung: © Thieme
Innen-Layout: CYCLUS · Visuelle Kommunikation, Stuttgart

Bildnachweis
Umschlagmotiv und Bild S. 3: © Thieme/Holger Vanselow (unter Verwendung von Portraitfoto ©Drobot Dean/stock.adobe.com – Stock photo. Posed by a model)
Autorinnenfoto: © H. Münch/Thieme
Fotos im Innenteil: S. 6, 8, 19, 36, 41, 52, 53, 55, 71–125: © H. Münch/Thieme;
S. 61–69: © S. Schneider/Thieme
Die abgebildeten Personen haben in keiner Weise etwas mit der Krankheit zu tun.
Zeichnungen: S. 12–33: Holger Vanselow, Stuttgart;
S. 45–125: Susi Schaaf, Bellheim

TRIAS Verlag in Georg Thieme Verlag KG

Rüdigerstraße 14, 70469 Stuttgart
Germany

Printed in Germany

Satz: CYCLUS · Media Produktion, Stuttgart
Druck: AZ Druck und Datentechnik GmbH, Kempten

Gedruckt auf chlorfrei gebleichtem Papier

ISBN 978-3-432-11584-9 2 3 4 5 6
eISBN (ePub) 978-3-432-11585-6

Wichtiger Hinweis: Wie jede Wissenschaft ist die Medizin ständigen Entwicklungen unterworfen. Forschung und klinische Erfahrung erweitern unsere Erkenntnisse. Ganz besonders gilt das für die Behandlung und die medikamentöse Therapie. Bei allen in diesem Werk erwähnten Dosierungen oder Applikationen, bei Rezepten und Übungsanleitungen, bei Empfehlungen und Tipps dürfen Sie darauf vertrauen: Autoren, Herausgeber und Verlag haben große Sorgfalt darauf verwandt, dass diese Angaben dem Wissensstand bei Fertigstellung des Werkes entsprechen. Rezepte werden gekocht und ausprobiert. Übungen und Übungsreihen haben sich in der Praxis erfolgreich bewährt.

Eine Garantie kann jedoch nicht übernommen werden. Eine Haftung des Autors, des Verlags oder seiner Beauftragten für Personen-, Sach- oder Vermögensschäden ist ausgeschlossen.

Marken, geschäftliche Bezeichnungen oder Handelsnamen werden nicht in jedem Fall besonders kenntlich gemacht. Aus dem Fehlen eines solchen Hinweises kann nicht geschlossen werden, dass es sich um einen freien Handelsnamen handelt.

Wo datenschutzrechtlich erforderlich, wurden die Namen und weitere Daten von Personen redaktionell verändert (Tarnnamen). Dies ist grundsätzlich der Fall bei Patienten, ihren Angehörigen und Freunden, z.T. auch bei weiteren Personen, die z.B. in die Behandlung von Patienten eingebunden sind.